太极混元摄卫修炼丛书

太极混元摄卫养生功

陈武星　申云琴　著
冯志强　传授

人民卫生出版社

图书在版编目（CIP）数据

太极混元摄卫养生功 / 陈武星，申云琴著．—北京：人民卫生出版社，2017

ISBN 978-7-117-24487-9

Ⅰ.①太… Ⅱ.①陈… ②申… Ⅲ.①气功-养生(中医) Ⅳ.①R214

中国版本图书馆 CIP 数据核字（2017）第 109970 号

太极混元摄卫养生功

著　　者：陈武星　申云琴
出版发行：人民卫生出版社（中继线 010-59780011）
地　　址：北京市朝阳区潘家园南里 19 号
邮　　编：100021
E - mail：pmph @ pmph.com
购书热线：010-59787592　010-59787584　010-65264830
印　　刷：北京顶佳世纪印刷有限公司
经　　销：新华书店
开　　本：787 × 1092　1/32　　**印张：**3.5
字　　数：67 千字
版　　次：2017 年 6 月第 1 版　2018 年 5 月第 1 版第 2 次印刷
标准书号：ISBN 978-7-117-24487-9/R · 24488
定　　价：29.00 元
打击盗版举报电话：010-59787491　E-mail：WQ @ pmph.com
（凡属印装质量问题请与本社市场营销中心联系退换）

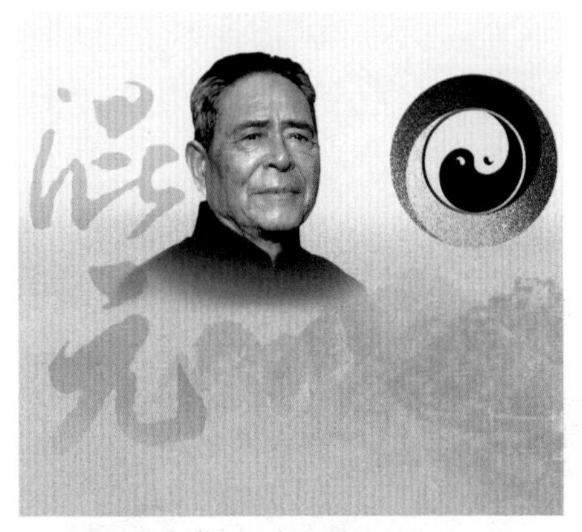

恩师冯志强先生

中国武术九段、北京市武术协会副主席、

北京市陈式太极拳研究会会长

混元太极修炼守则

爱祖国，爱家人，爱混元，爱老师，爱学生，爱同门；
讲文明，讲礼貌，讲和谐，讲团结，讲武德，讲互助；
守法纪，守规范，守诚信，守节操，守中正，守恬淡；
修道德，修正气，修善缘，修孝心，修容忍，修坚毅；
静中修，松中练，环中求，缓中运，和中行，养中长。

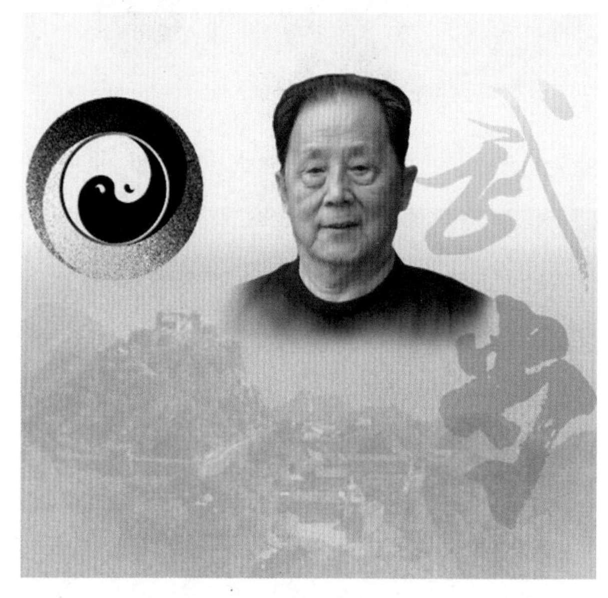

修身養性

馬杰

恩师马杰先生

二十一世纪中华武学泰斗、中国民间武术家联谊会副会长、

天津市武当内功研究会理事长

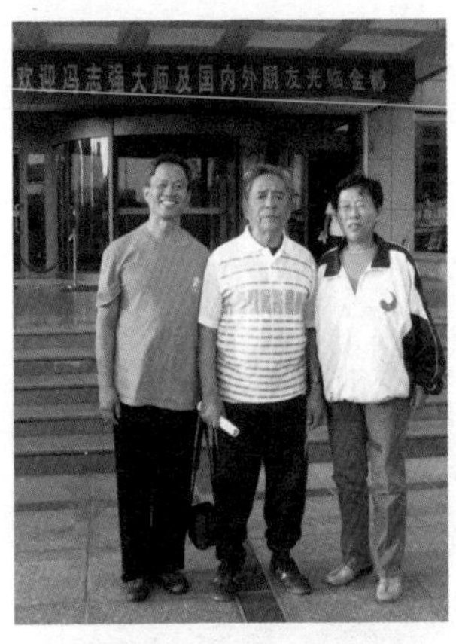

2006 年作者与恩师冯志强先生合影

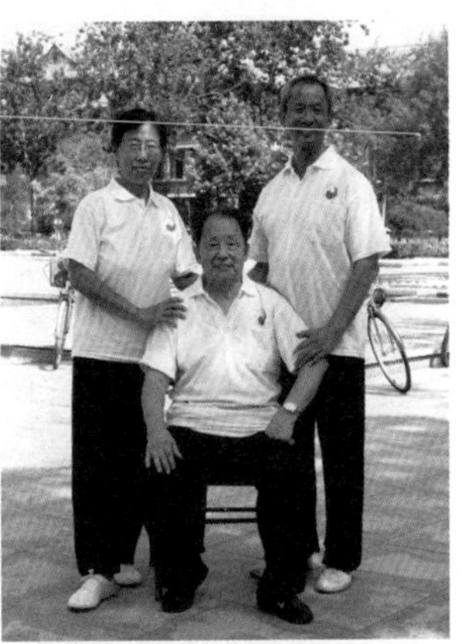

2008 年作者与恩师马杰先生合影

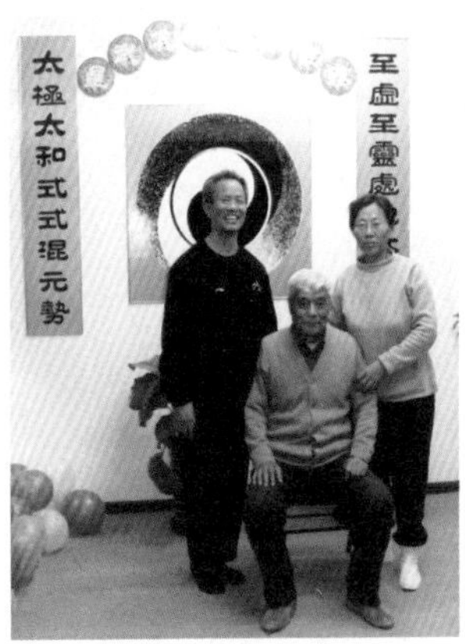

2008 年作者与李晶伟老师合影
（李晶伟老师为天津市周易研究学会会长、香港中华易经应用学会会长）

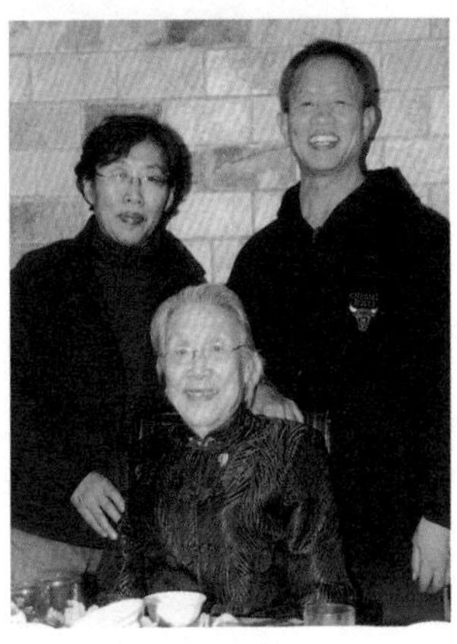

2009 年作者与李文贞老师合影
（李文贞老师为中国武术八段、中华武林百杰）

作者简介

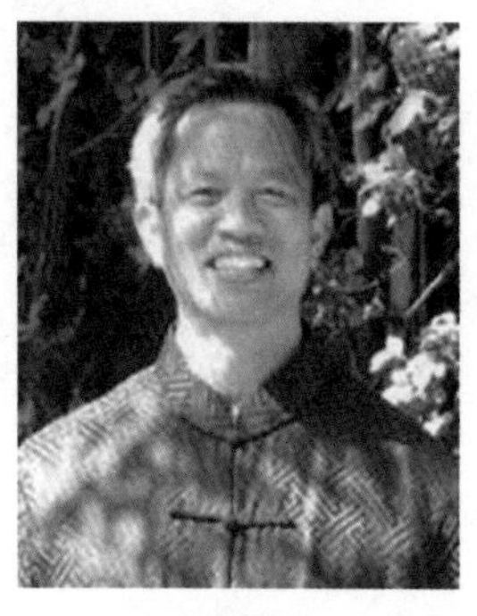

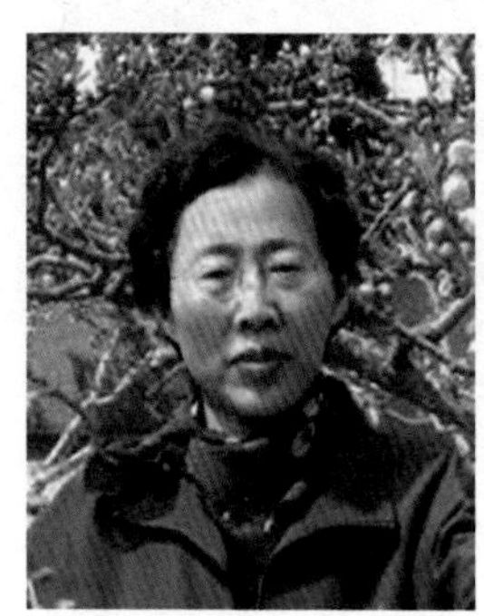

陈武星，1945年出生于湖南常德市，1960年随邻居习练武术基本功与陈式太极拳小架。

申云琴，1946年出生于河北省新河县，8岁起随父兄习练武术基本功与罗汉拳、八卦掌等拳术。

二人1965年考入天津大学后，先后随天津市著名武术家郝家俊先生和曲宗奎先生等学习杨式太极拳、形意拳、八卦掌、戳脚等；1984年后，开始专心习练陈式太极拳；1989年拜太极宗师冯志强先生为师，系统习练混元太极拳各种功法、拳法、器械及推手技法；1992年，经冯师应允，拜民间21世纪中华武学泰斗马杰先生为师，系统习练武当玄门丹派内功、内功太极拳、丹派武当剑及韩派形意拳。2002年，师从天津市周易研究学会会长、香港中华易经应用学会会长、易学大师李晶伟先生，系统学习研究易学经典及太极文化理论。2008年，开始受到中国著名武术家、世界武术联盟武林长老、国际武术大师李文贞女士的悉心教导和指点，习练太极十三剑和功力门理论与功法。

1985年起，二人开始义务推广太极拳，1989年创办了"天津大学太极健身园地"，1995年创建"天津市武术协会陈式太极拳专业委员会（研究会）"，长期分任主席与秘书长职务，一直主持日常活动；1997年，指导弟子在国际互联网上率先建立起两个中文太极拳主页，后又参与了"同等重要"网站中"太极"网页的建立，撰写了其中的主要内容；2007年，创建天津市星武太极健身会馆，分任馆长、总教练及董事长；长期通过晨练，举办公益讲座、座谈会、学习班、培训班，在天津大学开设《太极拳文化理论与实践》选修课（为国内大学首创）等各种形式，在校内外普及弘扬太极（拳）文化和传授陈式心意混元太极拳、武当内功太极拳、杨式太极拳及国家规定的太极拳等各种套路与器械，为弘扬和发展中华传统太极（拳）文化、为人类的健康幸福而不懈努力和无私奉献。从学者累计达数千人，遍布世界各地，其中有日本、韩国、美国、英国、瑞典、意大利、俄罗斯、加拿大等外籍学员数十人。培养了中国武术三至六段的太极拳爱好者近百人，先后收徒近60人，其中多人在国际、国内武术比赛大会上获奖，并有数人在美国、英国、法国、日本等国家传播太极拳。

二人共同创编了"太极逍遥功""太极行功""太极图缠丝功"等功法；先后撰写了《健康长寿"走"出来》《混元是一个很高的力学》《混元的内涵和混元圈的修炼》《混元太极拳赋于我新生》《混元太极拳功效初探》《移转抽缠论》等多篇论文；撰写了《陈式心意混元太极拳小架》《混元内功初级功法》《八门五步拳》《推手合练拳》《太极拳论集萃》等书稿；编写了资料翔实，图文并茂，全面介绍太极（拳）文化的《太极拳文化理论与实践》多媒体教学课件。

2000年，二人在世界首届太极拳健康大会（中国三亚）上同获太极短器械甲组一等奖和陈式太极拳二等奖；并先后应邀参加一至四届“混元太极拳与推手国际比赛大会”，多次应邀参加“沂源国际太极拳暨推手比赛”“大青山首届国际推手王大赛”“梓童山国际太极拳暨推手王比赛大会”“招远太极拳比赛”、中国香港“第二届国际太极拳锦标赛暨首届国际太极推手赛”、天津市历届太极拳比赛等国内国际赛事，进行表演、讲学，或担任裁判和仲裁工作。

1998 年，二人同时被中国武术协会批准为首批中国武术六段，2007 年陈武星晋升为中国武术七段，同年成立天津市星武太极健身会馆。2012 年，经天津市体育局群体处审核为一级社会体育指导员。天津大学电视台、天津市体委群体部、天津市电视台“体坛广角”和“民间奥运”栏目、天津市《每日新报》等媒体多次对夫妇二人热心传播太极拳文化的事实进行了专门采访和报导；二人应邀在天津市广播电视台进行多期的太极文化讲座，并与广大听众进行互动。个人经历与业绩先后登载录入《中国太极拳辞典》《中华太极人物志》《中国太极拳大百科》等典籍。

此外，陈武星一直被天津大学武术协会聘为武术顾问和教练，1993 年任天津市气功科学研究会武当内功研究分会理事。2002 年，任冯志强等编著的《太极拳全书》一书的编委；2012 年被聘为美国内功王国际太极拳学院荣誉院长、天津市武术协会陈式太极拳研究会名誉会长，任北京市混元太极培训中心（志强武馆）教练，任北京市华武英雄功夫会馆顾问。2015—2016 年，两次参加国家武术研究院武当武术研究中心为制定武当武术比赛套路（一拳、一剑、一功）召开的专家会议。

序　一

陈武星、申云琴夫妇乃吾之忘年挚友也。我们相识多年，情感甚笃。他们二人我深知：人品高尚而心地善良；心胸坦荡，作风正派正直而不阿；一生竟为民造福而又不贪图名利，诚乃武术界中文武俱备超群之英才也。

陈、申二位为了探索太极之奥秘和彻悟太极拳哲理与拳术精义，多年矢志不渝苦心孤诣，孜孜不倦地钻研并苦练太极拳术达五十余载，其积下之硕果体现在两人合著的《太极混元摄卫修炼丛书》中，此套丛书即将陆续出版与读者见面，诚为可庆可贺之大喜事也。

《太极混元摄卫养生功》以太极哲理作基础，内容图文并茂，一看就懂，一学就会，并详密地诠释了如何摄卫天地之灵气，通过修炼可取得养性、修身之效，并可涵养真元之气，调护和激发了人的心、意、神、劲，从而增强了体魄，调整了生理功能，练就了“金刚不坏”之身。

太极拳又称内功拳，是我国自古即有的一种独特的健身拳术，它是中华文化的瑰宝。书中围绕太极拳、功为主要核心而阐述的各种功法，将太极拳哲理融会其中，并通过革繁就简，大胆改革，独闯新路，使之古为今用，并确保太极精华。凡学练者会感到兴趣盎然，不知不觉中立竿见影，神足气充，精力与体力臻至佳境。

著作者使这门至精、至妙、至神的太极国粹大众化、通俗化、实用化，这种学习、明理、慎思而笃行的行为，表明其大爱无疆、为民造福之心愿，其用心之良苦，诚为可贵。故曰：凡能体验太极文化者，才能感知中国之伟大。实现中国梦，必然走国富民强之路，兴盛体育运动或普及推广太极拳术，是必由之途径。

《太极混元摄卫养生功》将成为普及太极拳术的先锋与领头羊；由此观之，此功法必将为福民强国大计做出应有的贡献。

令人惊叹的是，著作者以洁净精微之超凡思维，满怀济世之情愫，所述各种太极混元摄卫修炼功法，皆巧合宇宙天机，即始终贯穿一条螺旋天理之红线！实属大智之举，值得敬佩。故此，陈申二位合著的书是一部为民造福之书，是破释太极之谜的书，其功绩正如《周易・系辞》中所言：盛德大业至矣哉！

综上述序言，以诗句总结如下：

（一）修炼太极混元摄卫功法之功效是什么？以诗形容之：

静练太极功，
太极动、变、生；
天机法而奇，
三才互相应。

（二）怎样运用螺旋原理，以为我用？也用诗句形容之：

天人联系螺旋通，
知天还需圆、虚、空；
宇宙与我本一体，
原来却在心灵中。

谨以管见是为序。

《易经》与天文学研究者　90岁翁　李晶伟
2014年8月2日

序　　二

武星、云琴夫妇二人，为人正直，性情豪爽，尊师重道，虚心好学，热爱传统武术，基本功扎实，尤其重视以太极、八卦、形意为主的内家拳法、理法、功法的修炼和推广。

二位通过数十年修炼、探索与体悟，将传统武学与现代科技理论成果紧密结合，对各种传统的修炼方式及其理论基础进行融会贯通，以全新的角度和视野审视太极传统文化与各种传统修炼功法（武术、气功、导引、按跷等）的关系，逐步实现了传统与现实、继承与发展的有机结合，形成了较新的太极（拳）文化理论体系，并以此为基础，创立了系统的太极混元摄卫修炼功法体系，将通过《太极混元摄卫修炼功法丛书》逐步展示于众，以与养生健身爱好者们共享，其善莫大焉！

《太极混元摄卫修炼丛书》中所披露的各种功法，均理清法明、简单易学，《太极混元摄卫养生功》仅为其中之初级功法。我衷心希望并相信，这些功法的传播与修炼，必将为促进祖国传统武学发展和人民身心健康做出较大奉献。

中国武术八段、中华武林百杰　李文贞

2014 年 5 月

自　　序

愚夫妇自幼爱好中国传统武术，尤钟太极拳，矢志不渝，孜孜以求，于漫漫修远之路中，上下求索凡五十余年，旨在以拳为径，以拳为器，以拳为契，以拳为法（手段、方式、工具、方法），通过练太极之形，修太极之功，以入太极之门，明太极之义，参太极之理，悟太极之大道也。

有心之人，苍天不负；求学若渴，机缘必至。愚夫妇有幸先后得遇混元门冯志强先生、玄丹门马杰先生、自然门李晶伟先生、功力门李文贞女士等太极武学大师与太极易学大师们，毫无保留地耐心、细心、精心"传道、授技、解惑"，指点迷津，终将我们引领进入了科学的太极文化理论宝库，及以此为基础的人身太极修炼之正途，从而不仅使我们得以窥探到中国几千年传统经典文化的主流、实质、核心、奥秘，也使我们深刻掌握和领会了人身太极修炼的宗旨、要义、精华、真髓。通过对各种传统的修炼方式及其理论基础进行"由此及彼，由表及里，去伪存真，去粗取精"的重组与创新，坚持用全新的角度和视野审视太极传统文化与太极拳技艺的关系，逐步实现传统与现实、继承与发展的有机结合，形成了较为系统的太极（拳）文化理论体系，并建立起与之紧密相联系的太极混元摄卫修炼体系。

以太极世界观与方法论为基础的太极文化体系是中国传统文化的真谛和核心，是中国传统文化的真正主体、真正代表、真正主流文化、真正的总根源、真正的根文化和典文化；是华夏祖先和先贤圣哲们留下来的宝贵文化遗产，是我国传统文化宝库中的至宝，真正体现中华民族传统文化本质奥义和精神实质的大道文化。太极大道文化的实质就是为了探求和论证宇宙万事万物之和谐稳定持续发展、共存共亡的过程、状态和趋势！其宗旨就是为了探求和论证人类社会如何在宇宙万事万物发展的过程、状态和趋势中实现和谐稳定持续发展（天人合一之首义），也是为了探求和论证每个人如何在宇宙万事万物（包括自然和社会）发展的过程、状态和趋势中追求实现成功、幸福的人生。总之，以太极世界观和方法论（太极哲学）为基础的太极文化是人类社会全方位、多功能、多层次的生存方式和生存手段，也是我们每个个人（人类社会最基本的细胞）人生中的指路明灯，是每个个人全方位、多功能、多层次的生存方式和生存手段（摄卫手段）。

摄卫者，摄炁以卫生也，其本义，简而言之即采天地日月星辰之精华，吸宇宙万事万物之灵气，以维护健康、保护身体、卫护生命之义也。太极者，炁也；炁者，能量也；气者，功能也，炁之功用也；人身者，一太极也，亦小太极也；人身之炁者，人体之内能也（人体之总功能，综合性功能），乃生命之密码、生命之根基、生命之源泉、生命之枢纽；人身之气者，人体之内气也，即构成人体各部分的特有或专属功能也。据此可知，人身摄卫的核心是炁，本质是人与天（包括人身之外的一切事物）之间能量的置换与交流；是一个炼精化炁（炼炁生精）、炼炁化神（还精补脑）、炼神还虚、炼虚合道的循环反复无休无止的运动（变易）过程。

从广义上来看，我们每个人所从事的各种活动，不管你是否有意或无意、自觉或不自觉、直接或间接、整体或局部、全面或专项，都是在进行摄卫修炼，但是其对人身的效用、影响与结果则大相径庭，甚至完全相左。因此，真正意义上的摄卫修炼，是指在太极文化的指导下，按照唯变所适、无过不及、太极太和、松静圆顺等基本要求，遵循删繁就简、由博返约、法少而精、理简而明等基本原则，以人身真炁的补充、培育、激活、运行为核心内容，以混元为人身真炁运行（即人身能量转换运动）的基本运行机制，以人体各有机体系（精神意气、筋骨皮肉等部分）功能（内气）的维护、增强、协调、和谐为基本目标，以人身内功（真炁）外拳（手舞足蹈）的运动为基本修炼方式，以大道至简、大道至易、大道自然、大道无为为基本修炼手段，以由简至繁、由易至难、由浅入深、循序渐进为基本修炼途径，以心身兼炼、神形共养、性命双求、福寿同至为终极目标和最后宗旨……所建立起来的一种全面、系统、科学、高效的摄卫修炼的体系和机制。这也是我们数十年来所探索追求并最终建立起来的太极混元摄卫修炼体系和机制。

为了使广大养生爱好者能尽快了解和掌握太极混元摄卫修炼体系的主要内容和功法，我们编辑整理了这套《太极混元摄卫修炼丛书》，初步分为：《太极混元摄卫内丹功》《太极混元摄卫养生功》《太极混元摄卫行功》《太极混元摄卫缠丝功》《太极混元摄卫太极图功》《太极混元摄卫逍遥功》等并准备陆续出版，以助广大养生爱好者在摄卫修炼中进行选择并有所收获与裨益，徜能利己利人，利国利民，上可报众恩师辛勤培育之情，下可慰愚夫妇不辍求索之苦，斯愿足矣！

陈武星　申云琴

2016 年 12 月

寄语有缘

易学本质，太极文化；宇宙之学，天人之道；

人为天宰，心为人宰；以人为本，以心为要；

人生一世，品行如金；首须贵己，次重施仁；

贵己爱人，修炼为径；性命双修，生存之根；

生存之法，太和混元；史迁人易，法多术繁；

惟我国粹，效高益众；太极武当，尤为精湛；

内外兼修，身心俱炼；持之以恒，利人终生；

有缘同修，携手共奋；弘扬传统，利国利民。

本书使用说明

1. 功法介绍每一式都有多个分解动作图片，图文共示，学练时需将图文结合起来，先将分解动作掌握清楚之后再进行连续练习，熟练后再学习下一式。

2. 功法动作图中，实线箭头表示右手右脚运动方向，虚线箭头表示左手左脚运动方向。

3. 每式功法动作都有相应视频进行示范，读者只需用手机扫一扫功法名称下的二维码，就可观看该节功法动作完整过程的演练视频。

4. 书中图片分为两类，一类为功法图片，用阿拉伯数字序号标示；一类为与功法有关的人体经络穴位图片，用中文数字序号标示。

5. 图示中除任脉、督脉、冲脉、带脉上的穴位之外，其他经脉穴位均为左右对称。为方便读者辨认与学习，图中只标注了单侧。

“太极混元摄卫养生功”简介

太极混元摄卫修炼体系是在将我国传统的太极理论、混元理论、真炁理论、人体太极理论等四大经典支柱理论与当代世界科学（物理、化学、数学、几何、生理、心理、天文、地理等）理论发展的各种新理论、新思想、新观点、新成果紧密相结合的基础上，对我国长期流传的气功养生、导引养生、按跷养生、中医养生、武术养生等传统修炼方式及当代体育健身运动方式的精华，进行删繁就简、由博返约、去伪存真、去粗取精、精益求精、科学合理的综合重组而创新出来的，是指导我们进行人身太极及人生太极（人世太极）的修炼的基本手段和方式，是一种全方位、多功能、多层次的生存方式和生存手段（摄卫手段）。也可称之为人太极（人身、人生）摄卫工程。

太极混元摄卫修炼体系从整体上可分为两个不同的修炼方向、内容、范围、层次、阶段，即人身摄卫与人生摄卫。两者既相互联系又相互区别，既相互依存又相互制约，人身摄卫是人生摄卫的基础和出发点，人生摄卫则是人身摄卫的真正目标和终点。因而在具体修炼过程中，不能将两者截然分开，必须同步进行，方能真正达其效果。

人身摄卫修炼的核心内容和重点，是人身的真炁（内能）及其功能（内炁、内功）的激活与运行，主要方法是通过行、站、坐、卧等基本姿势，采取人体内外动静的混元运动（或挥圆运动）的方式，使人身真炁即能量在人身的脏腑、经络、血脉、筋骨、皮肉等系统中，进行稳定有序、循环往复的交流与转换，从而使人身真炁及其各种生理功能不断得到补充、维护、增强、壮大，将人体真正修炼成“内邪不生，外邪不侵”的“金刚不坏”之身。

而人生摄卫修炼的核心内容和重点，则是人的心性神意及其道德、素质、意志、品格，主要方法是在人身摄卫修炼方式的基础上，参禅打坐，修心养性，默识揣摩，善养自身至大至刚之浩然正气，正确认识自己、他人、社会、世界，正确处理各种关系，权物、应物，不断释放正能量，从而创造出一个能趋吉避凶、稳定和谐的生存环境，即“太极大业”。“太极混元摄卫养生功”则是人身摄卫修炼体系中的基本功法之一，以冯志强先生所传的混元太极内功为主体，属于一种内外兼修的综合修炼功法。

本功法从总体上要求：通过修炼太极混元摄卫内丹静功和桩功，培育、激活人体内丹真炁，并以此为基础和前提，在心、意、神、气的导引和引领下，在人身内外运行各种太极混元圈，从而帮助习练者疏通人体奇正经脉，按摩人身肢体脏腑，驭使人体气血循行，并能较快增长内气、内劲，增强人体各部位、各系统的运动功能，更好地提高人身整体协调能力，提高自身“内邪不生，外邪不侵”的防病能力和“太极太和、泰然自若”的应变能力。

本功法动作简单，易学易练，经济方便，效果显著，练后周身气血通畅，神清目爽，心舒气顺，精力充沛。

本功法能熟练掌握后，可以配合各种步法，特别是太极逍遥步法（详见《太极混元摄卫逍遥功》一书）进行习练，更能使修炼者兴趣盎然，功效倍增。

本功法也可以采用各种坐姿进行修炼，因此适用于下肢因病而引起的永久性或临时性不便或不能站立的人群进行康复休养，其效亦佳，是他们康复治疗的重要辅助手段和方式。

目　录

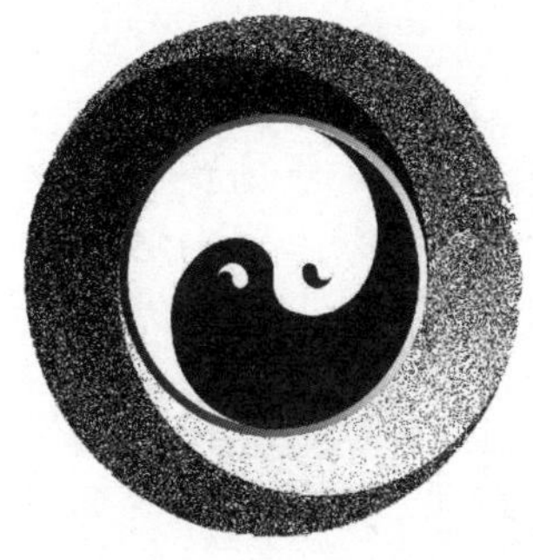

预备功

视频一

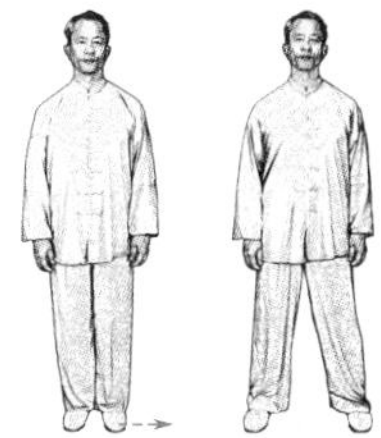

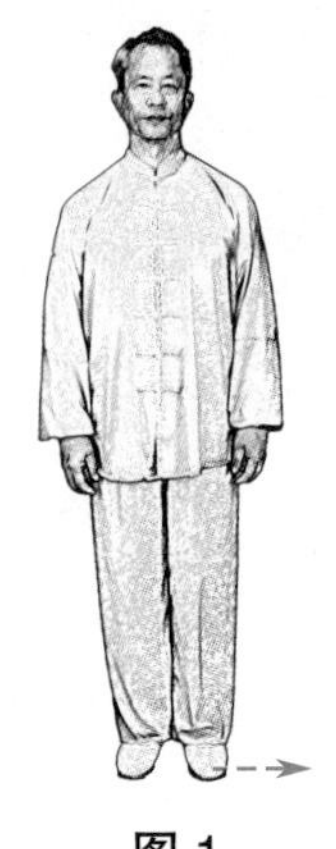
图 1

（一）动作

1. 无极定式（图 1）

两脚并立，虚领顶劲；
下颏内收，头正项竖；
舌抵上腭，闭口合齿；
胸空腹实，松腰敛臀；
脊柱中正，两臂下垂；
沉肩坠肘，松腕舒指；
中指贴缝，周身放松；
神形虚静，呼吸自然。

2. 太极起式（图 2）

紧接上式，重心右移；
左脚提起，向左开步；
左脚脚掌，依次落地；
松沉踩实，重心左移；
渐与中线，相重相合；
两脚开立，与肩同宽；
其余各项，均同定式。

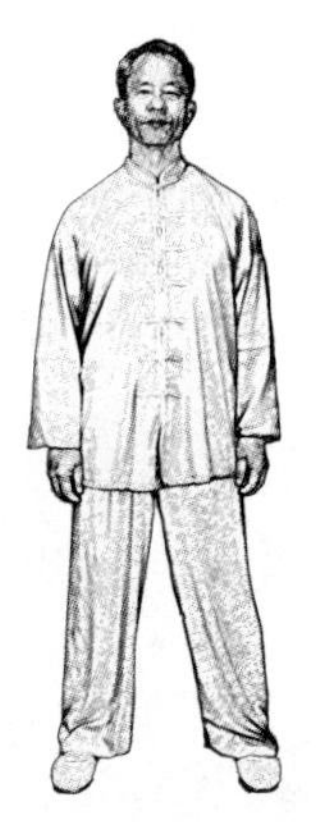
图 2

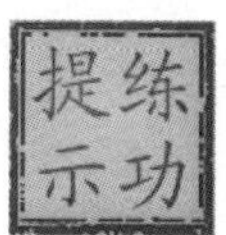

实线箭头表示右手右脚运动方向,虚线箭头表示左手左脚运动方向;下同。

(二)要点

松气松身,自然而然;
眼为见性,耳为听性,
心为勇性,三性混元,
合为灵性,内想丹田(图一、图二),
内视丹田,内听丹田;
身心虚静,物我两忘;

(三)作用

外示安逸,内固精神;
松中求静,静中生动;
腹内松净,内气腾然;
先天呼吸,生命之根;
功能转换,混元劲生;
内外循行,周身虚灵。

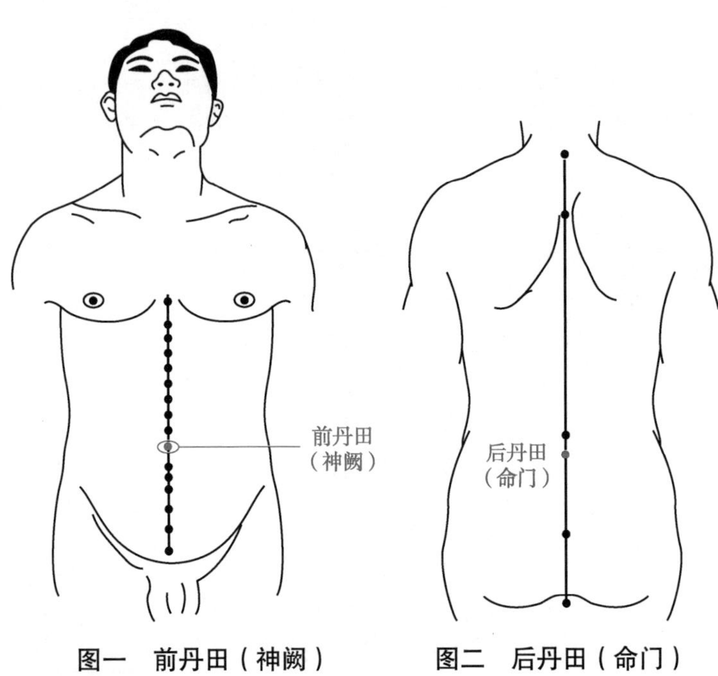

图一　前丹田（神阙）　　图二　后丹田（命门）

练功提示

“丹田”有“上丹田”“中丹田”“下丹田”“前丹田”“后丹田”。本书中若无特定说明，所称“丹田”均指“中丹田”而言。“中丹田”在“前丹田”与“后丹田”之间（图一、图二）。

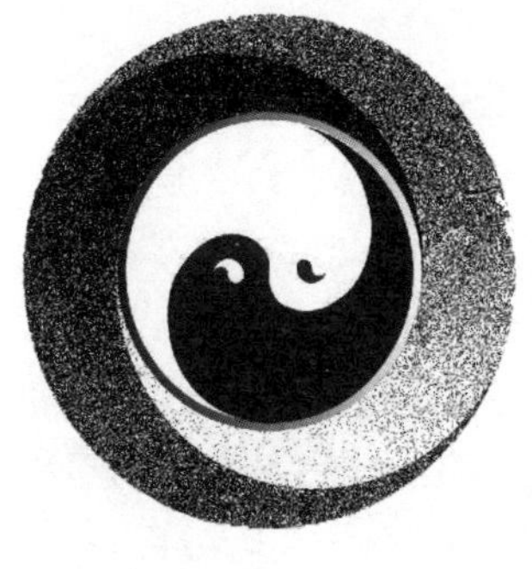

降气洗脏功

视频二

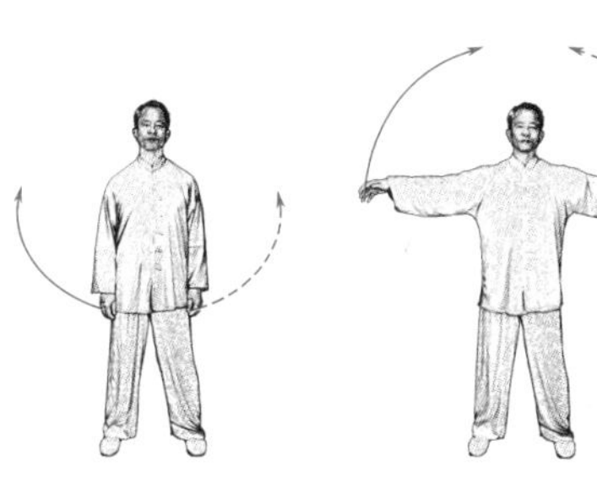

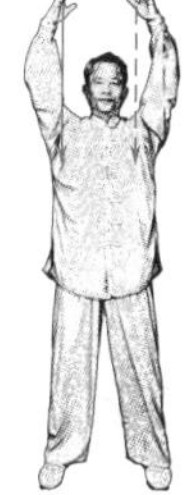

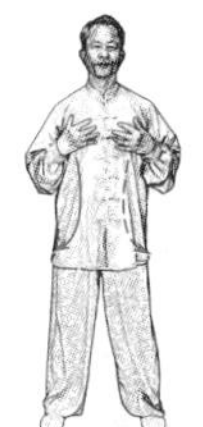

（一）动作

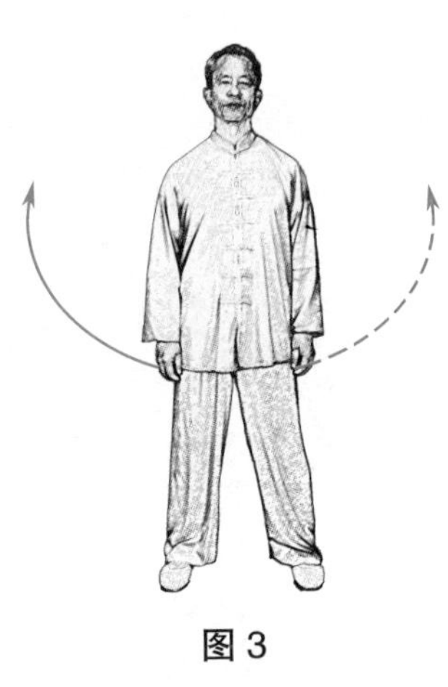
图3

1. 下采地气（图3）

接太极起式，丹田吸气，腹部内收，意引丹田内气上行至夹脊穴（图三）；同时，两臂内旋引领两手自体侧左右分开，缓缓上提至与肩同高；掌心由朝内逐渐转为向下朝下；意引大地坤阴精华之气（地有三宝水、火、土）从劳宫（图四）、涌泉穴（图五）沿四肢采入人体至夹脊穴。

2. 上采天气（图4）

接上式，两臂缓慢外旋至掌心朝上，再举至头顶上方，掌心相对；意采昊天乾阳精华之气（天有三宝日、月、星）合聚于两掌劳宫穴之间；同时，意引内气与坤阴精华地气上行至百会（图六）附近。

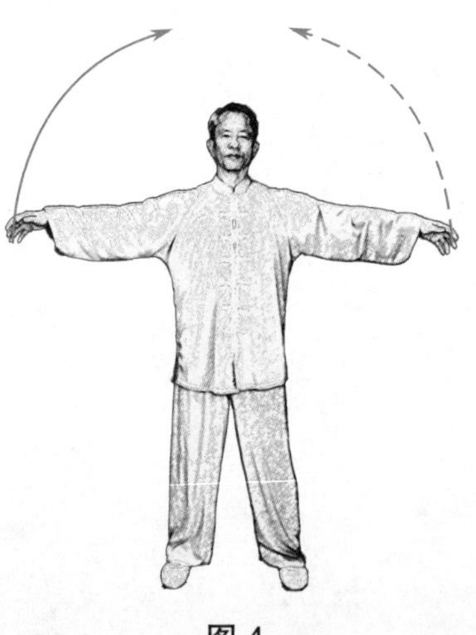
图4

3．下行洗脏（图 5、图 6）

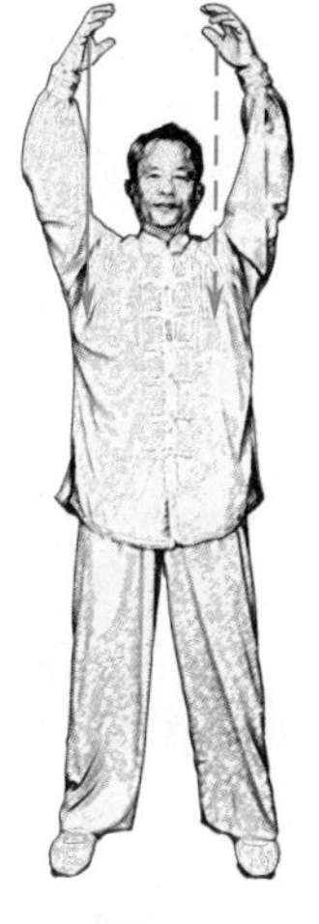

图 5

接上式，两臂带动两掌掌心向下松落至头顶，随即变为两掌掌心向内，经脸前、喉前、胸前、腹前、腿前自然向下虚摩，自然松垂至大腿两侧；意想昊天乾阳之气与大地坤阴之气相交合，并与体内先天真元之气，涵三为一，混元合一，似雾露水汽一般自上而下弥漫流淌，由里及表地沐浴全身，洗涤内外，将体内外的病浊之气（若某脏腑器官有病，降气时意念到达该部位处，稍停一停）畅快淋漓地向下冲刷，最终降达两脚，经涌泉、趾梢和指梢向外排出。

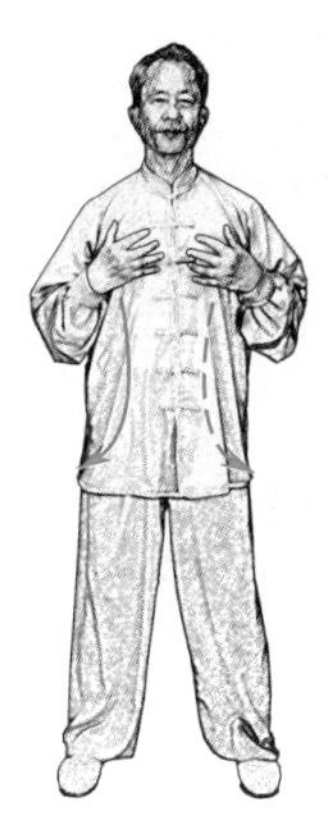

图 6

完成动作 1 ~ 3 为一次，如此反复升降 9 次后复归太极起式。

4．降气收功

视频三

第一种方法（图 7 ~ 图 10）

两手外形动作与降气洗脏功的动作相似，唯一不同之处在于：两臂带动两掌经头、胸前、腹前向下松落时，掌心始终向下按降，随后自然松垂至大腿两侧；同时意引混元气从百会穴贯入后直接降达中丹田，而不是降到涌泉。

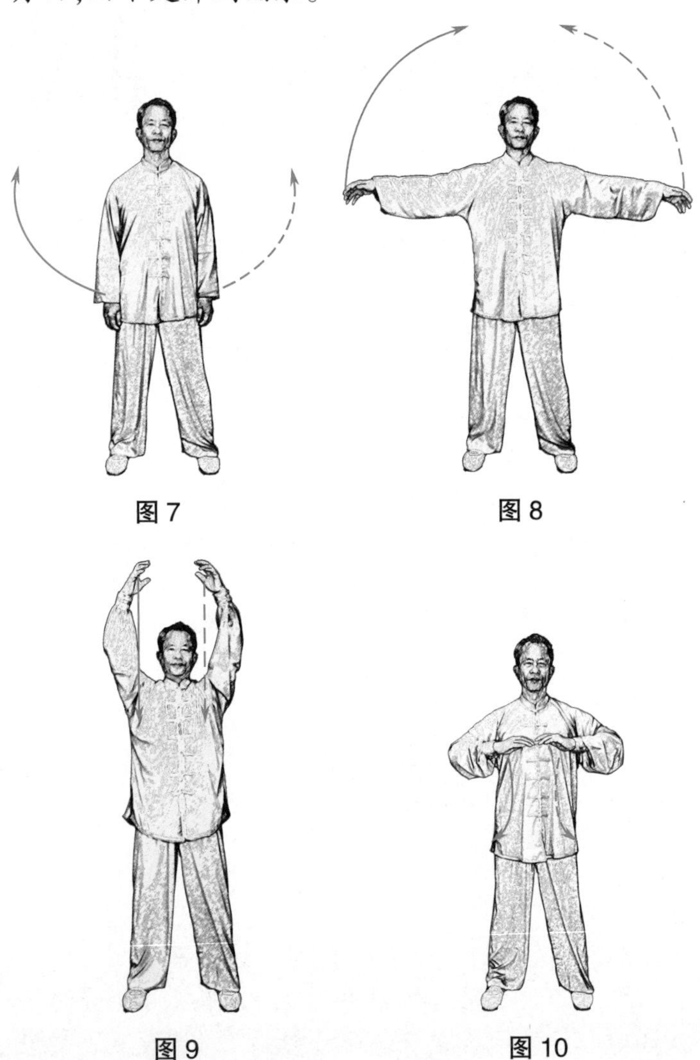

图 7

图 8

图 9

图 10

第二种方法（图 11 ～图 14）

与第一种收功方法相比，唯一不同之处在于：两掌心向内向上举合于头的前上方后，再变为掌心向下，经脸前、胸前、腹前向下按降；引混元气从上丹田（祖窍）（图七）贯入后，降至中丹田，然后放松。

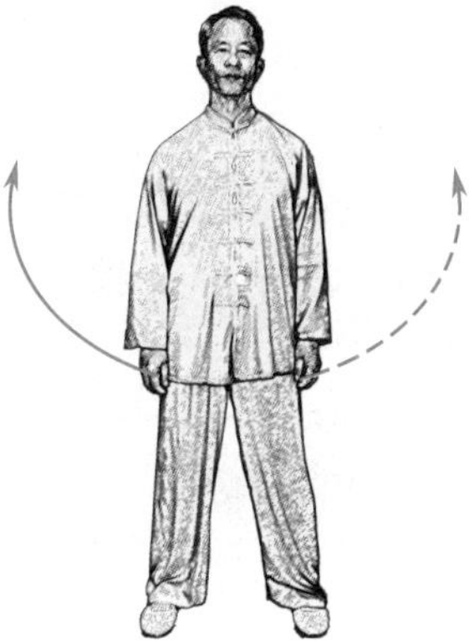

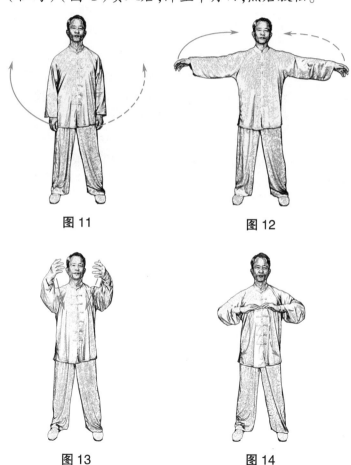

图 11

图 12

图 13

图 14

第三种方法（图 15 ~ 图 17）

与前两种收功方法相比，不同之处在于：两手采完地气精华之后，两臂带动两掌向前、向内采人气精华（人有三宝精、气、神）合抱于胸腹之前，再变为掌心向下经腹前向下按降；同时意引混元气从前丹田贯达后丹田（命门），再松至中丹田。

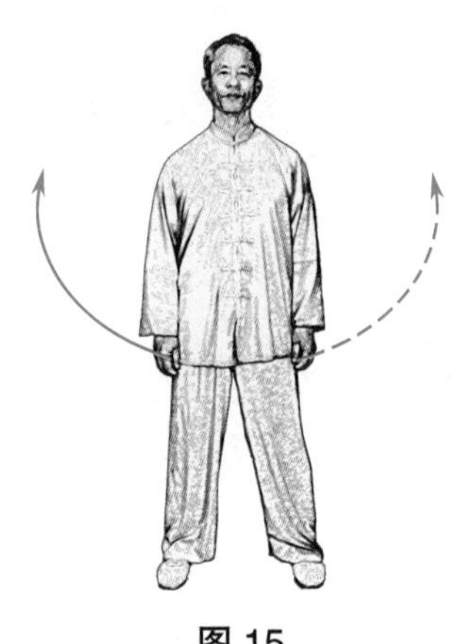

图 15

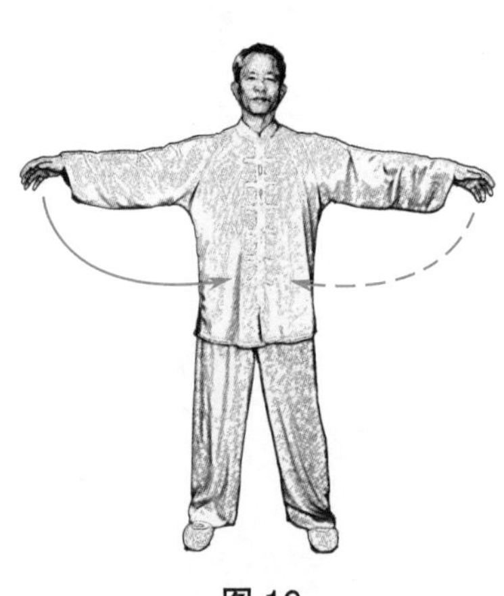

图 16

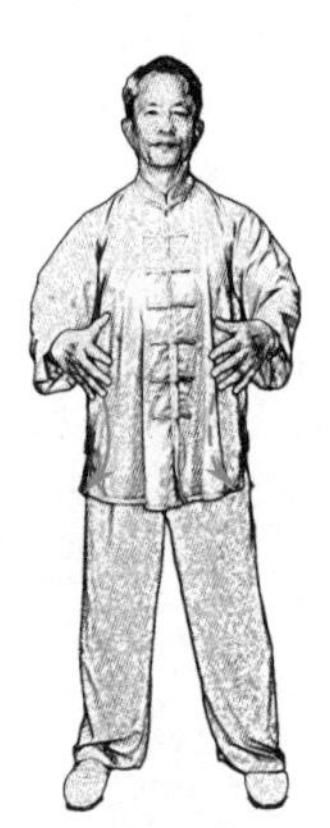

图 17

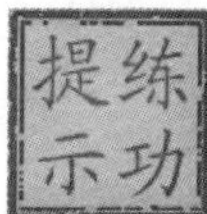

以下每节功法做完之后，都必须降气收功以敛气聚神，起于丹田，归于丹田；收功时既可单独使用上述三法中的某一种，也可三种同时交替进行，但均须达到3（或6、或9）遍后复归太极起式。

（二）要点

动作舒展，连绵不断；
呼吸自然，节奏和缓；
以心行气，以气运身；
以气促形，以形随神；
内外合一，上下相随；
周身一家，混元一体。

（三）作用

心旷神怡，通体舒泰；
浑身轻松，气达周身；
滋养五脏，平和六腑；
洗骨涤髓，去浊留清；
灌脏润身，滋养真元；
调解三焦，固本培元；
抻筋拔骨，肌松肤灵；
桩功稳固，劲力松沉。

提练示功

①五脏：肝、心、脾、肺、肾。

②六腑：胆、小肠、胃、大肠、膀胱、三焦。

③上焦：人体躯干上部，包括心、肺部位。

④中焦：人体躯干中部，包括脾、胃。

⑤下焦：人体躯干下部，包括肝、肾、大肠、小肠、三焦、膀胱。

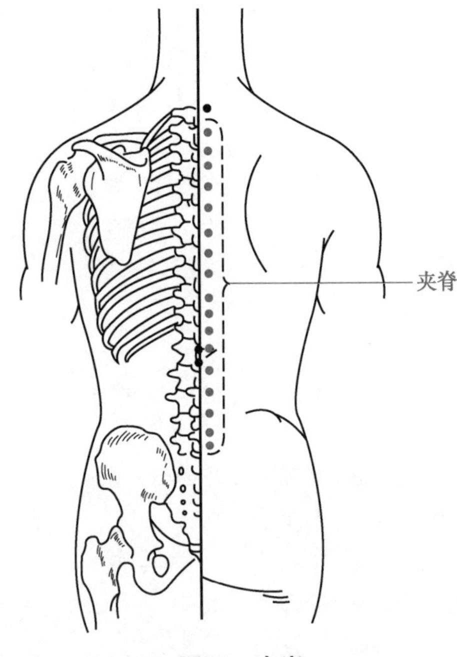

图三　夹脊

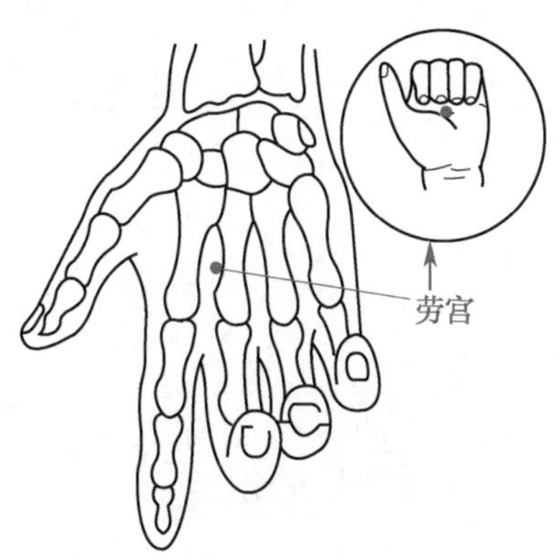

图四　劳宫

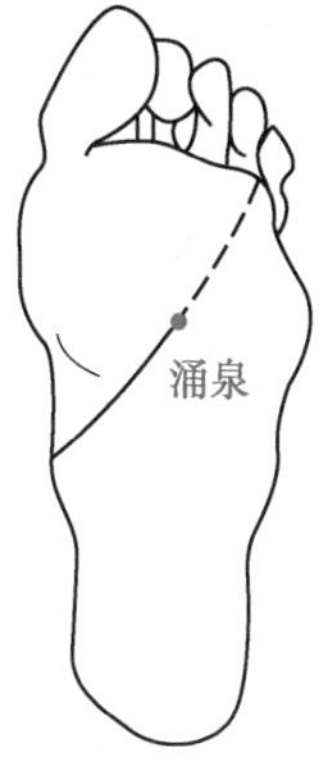

图五　涌泉

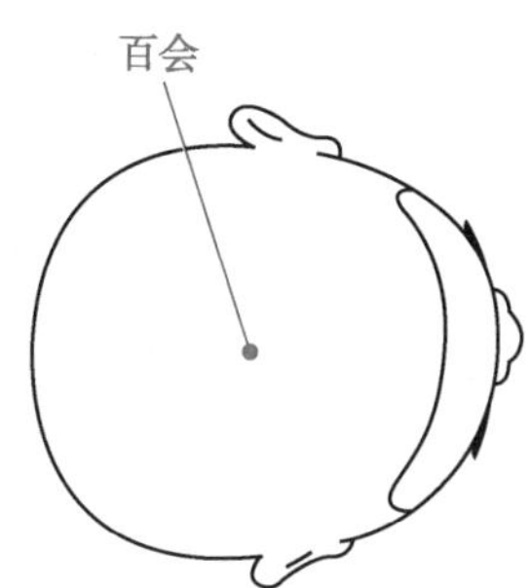

图六　百会

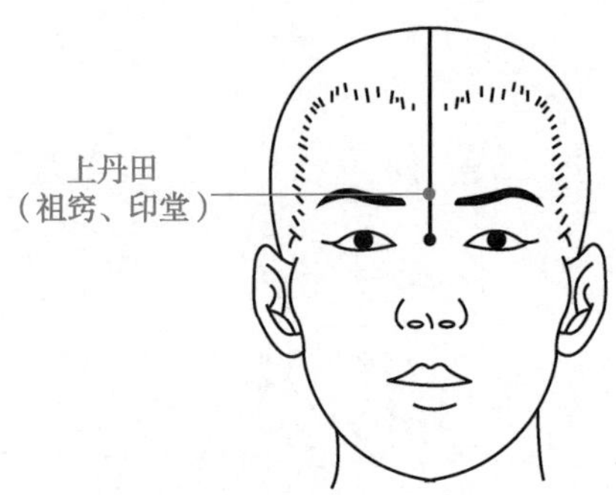

图七　上丹田（祖窍、印堂）

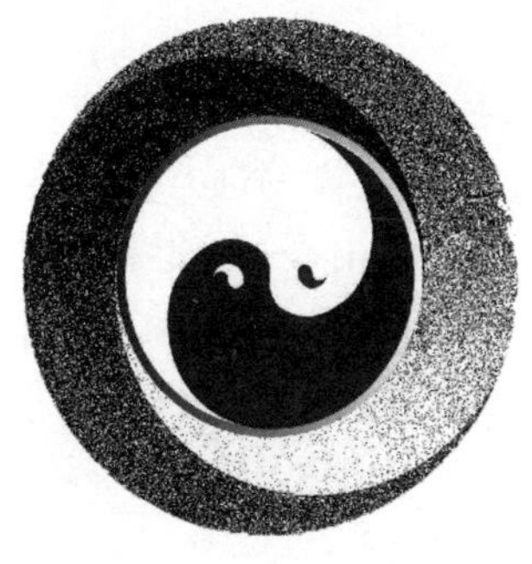

双掌揉球功

视频四

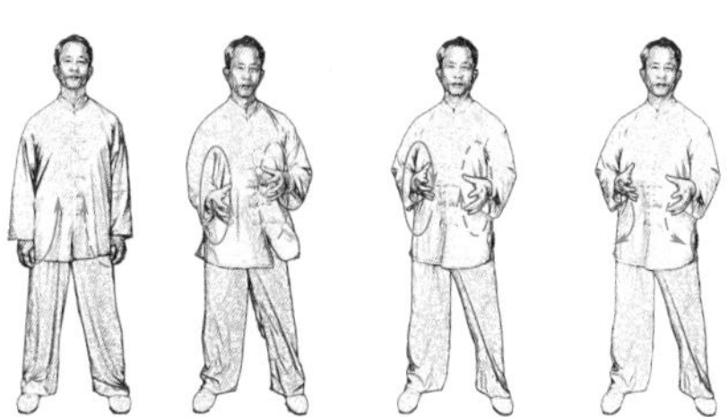

(一)动作

1. 双手抱球(图18)

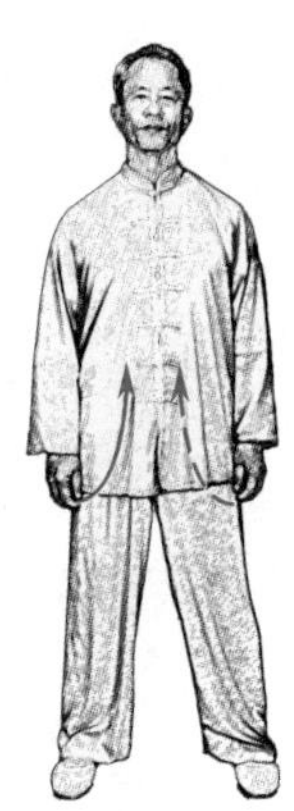
图18

接太极起势,双手向上轻缓提起,掌心相对相合于腹前,如抱一篮球;意想双手劳宫之间相吸相合,一团气球渐生渐热。

2. 正转揉球(图19)

两手以劳宫为中心,沿内上外下的立圈,交替转动双掌;同时,意想手中气球与丹田气球浑然一体,内外合一地旋气揉球9~36次。

3. 反转揉球(图20)

接上式,两手变换方向,沿外上内下的立圈,交替转动双掌(其余同上式)旋气揉球9~36次。

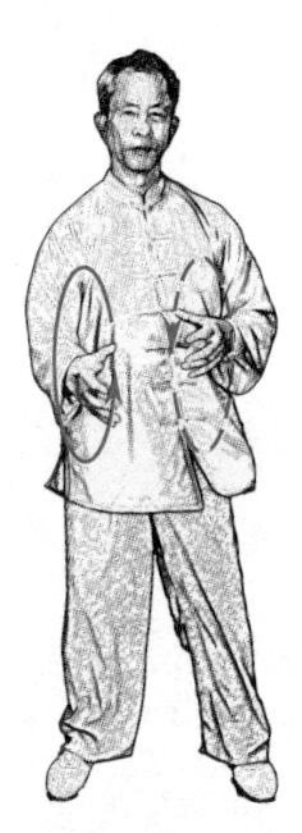
图19

4. 降气收功(图21)

接上式,收功(3、6、9遍)后复归太极起式。

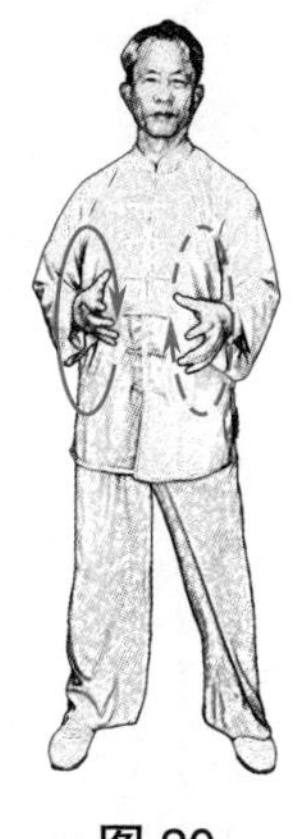
图 20

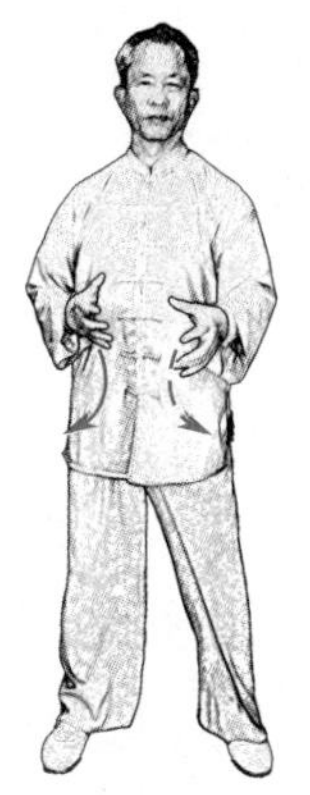
图 21

（二）要点

沉肩坠肘，臂合腕舒；
指曲掌凹，虎口虚圆；
以腰带身，以身带臂；
一动皆动，一缠俱缠；
心静意合，气行手随；
口鼻呼吸，纯任自然。

（三）作用

疏通手六经，改善微循环（图八、图九）；
气贯神经末，血充筋骨梢；
调整内脏器，保养肌肤润；
锻炼腰枢机，提高手感灵。

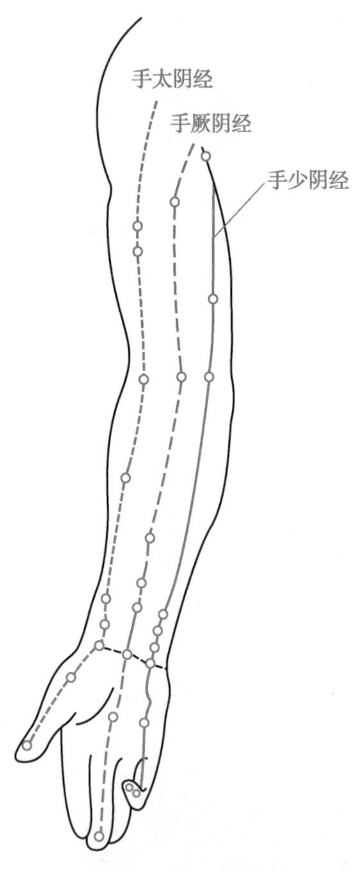

图八　手三阴经
（手太阴肺经、手厥阴心包经、手少阴心经）

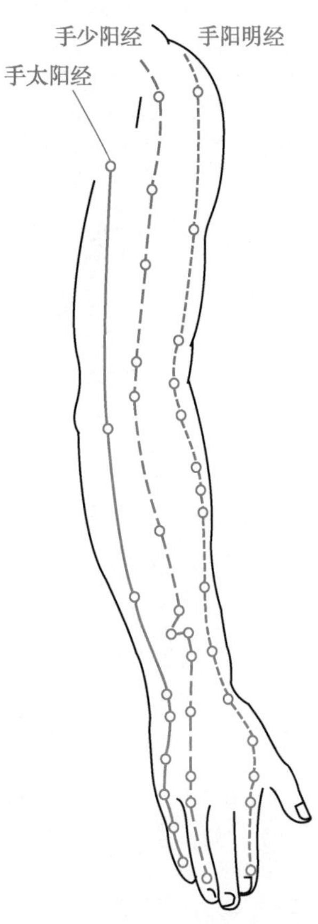

图九　手三阳经
（手阳明大肠经、手太阳小肠经、手少阳三焦经）

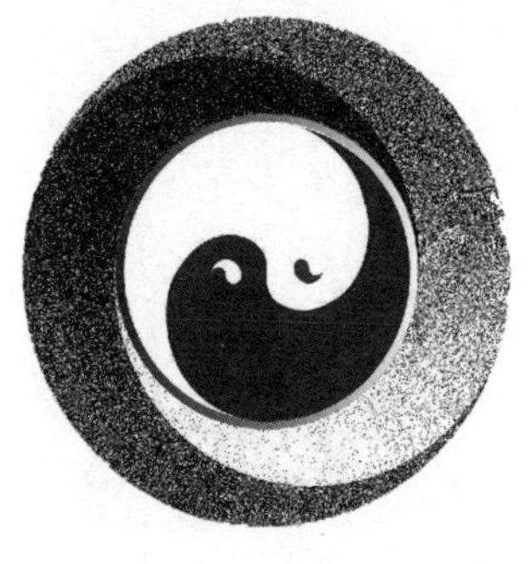

日月旋转功

视频五

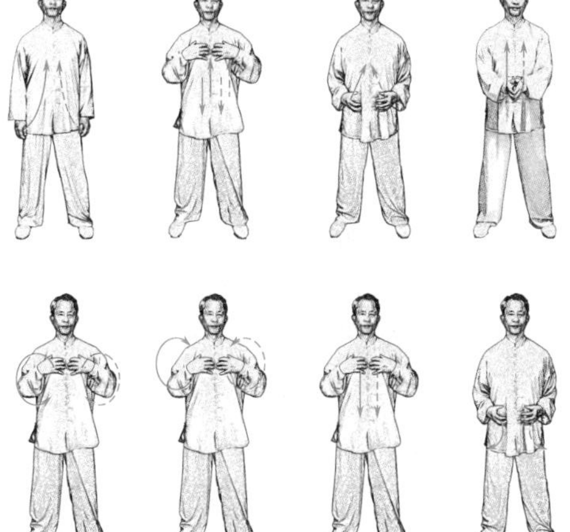

（一）动作

1. 双掌照胸（图22～图25）

接太极起式，两手提到胸前，掌心照胸，左掌劳宫对准心脏，右掌劳宫对准肺部；意想劳宫吸走心肺浊气，同时把能量贯冲两脏（图22）；片刻后上下轻松抖动双手3～9次（图23）；然后双手合掌（图24），快速摩擦两手掌心渐热后，再双手照胸（图25），将抖动摩擦产生的气场热量，熨敷渗透至胸腔内的心、肺两脏；如此反复操作3遍（可适当增加到6～9遍）。

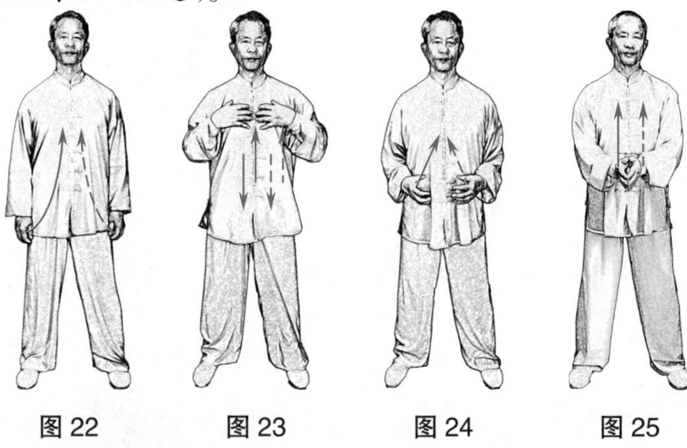

图22　　图23　　图24　　图25

2. 外开转圈（图26）

接上式，双掌与胸间产生的气场热量感觉明显时，两掌同时从中向上、向外，再向下、向里进行划圆旋转9（或18、或36）圈；同时意引两手与心肺之间的气场热球与体内太和元气混融相合，内外合一地同步缠绕旋转，荡摩心肺两脏。

3. 里合转圈（图 27）

接上式，双掌同时从中向下、向外，再向上、向里进行反方向的划圆旋转 9（或 18、或 36）圈；余同上式。

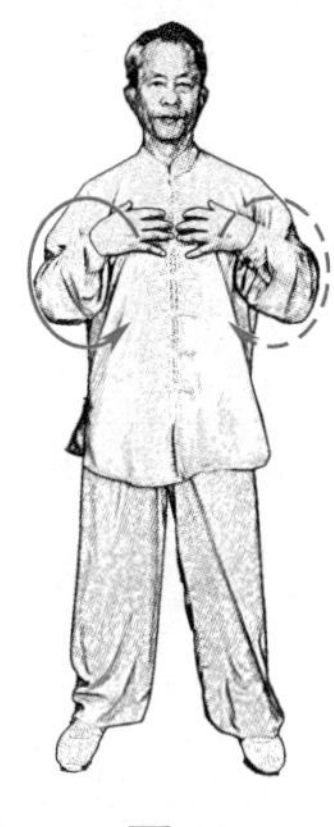
图 26

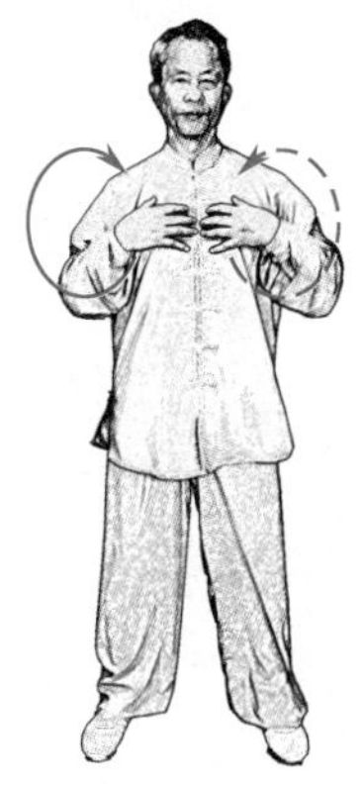
图 27

4. 下摩胸腹（图 28、图 29）

接上式，两手转毕放松，指尖轻触体前中线，自上而下地顺胸腹轻摩 3 次（图 28）；然后两手掌心向内合抱于腹前，静守丹田片刻（图 29）。

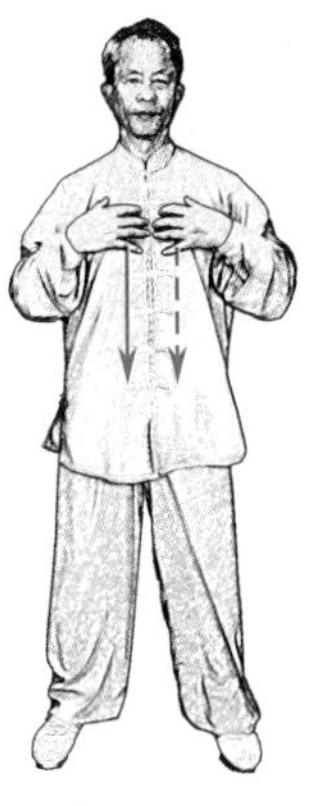
图 28

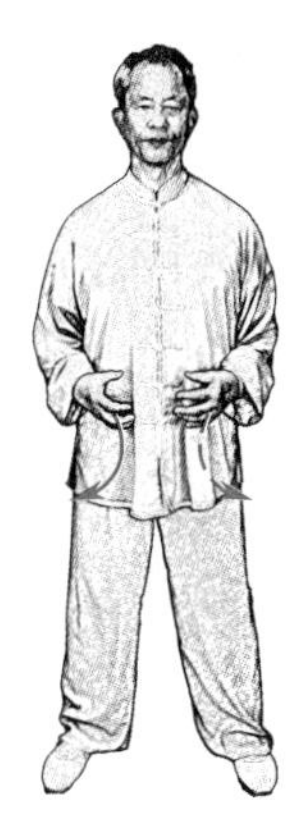
图 29

5. 降气收功

接上式,收功(3、6、9遍)后复归太极起式。

(二)要点

旋摩转气,手部为主;
上下齐动,周身一家;
胸腹折叠,内外合一;
脚为劲根,腰为中枢;
口鼻呼吸,顺乎自然。

(三)作用

太和元气胸中化,运化全在胸腹间,
浩然正气膻中会,任冲督脉共和顺;
(图十、图十一、图十二)
日月借以喻心肺,心主太阳肺太阴,
心肺共持十二宫,气化正常内外康。

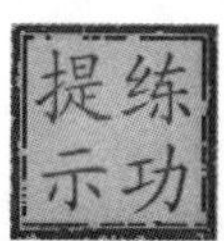

十二宫:十二脏腑。
肺为阴脏,大肠为阳腑;肾为阴脏,膀胱为阳腑;
肝为阴脏,胆为阳腑;心为阴脏,小肠为阳腑;
心包为阴脏,三焦为阳腑;脾为阴脏,胃为阳腑。

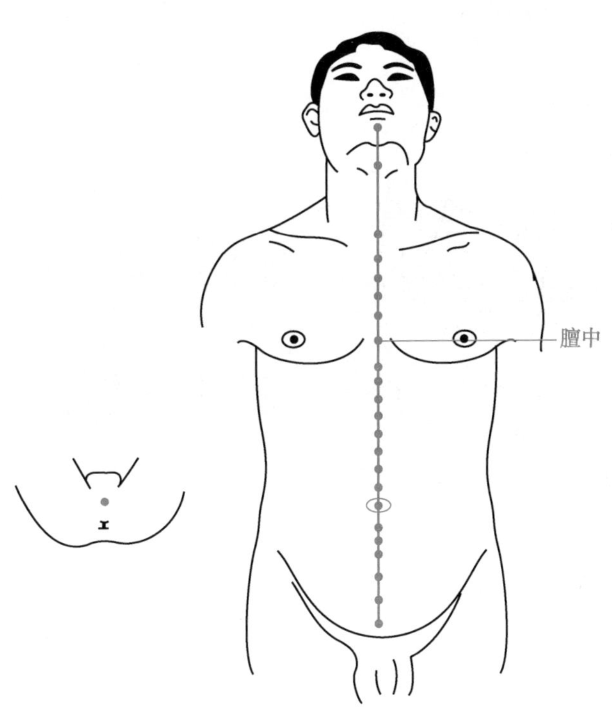

图十　膻中与任脉

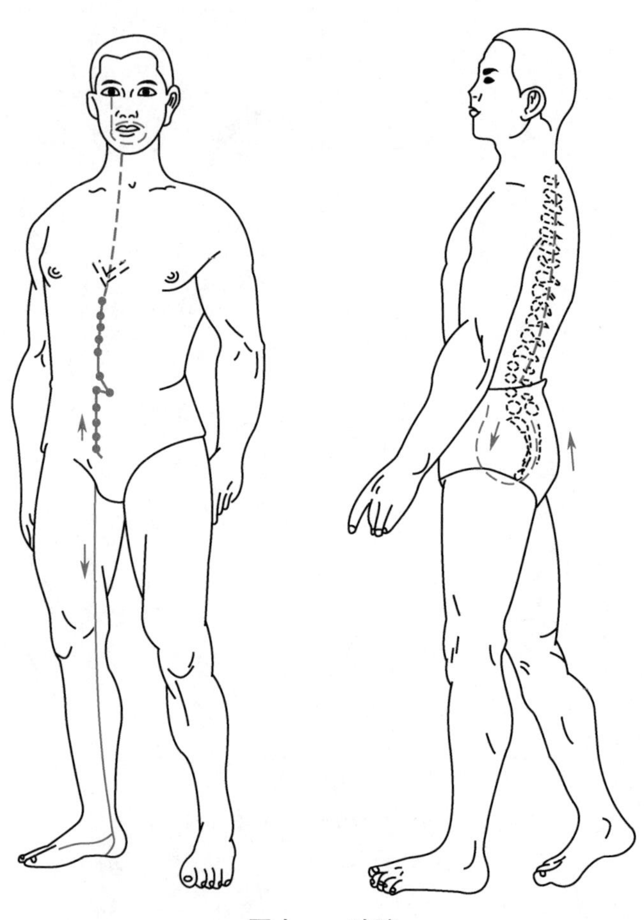

图十一　冲脉

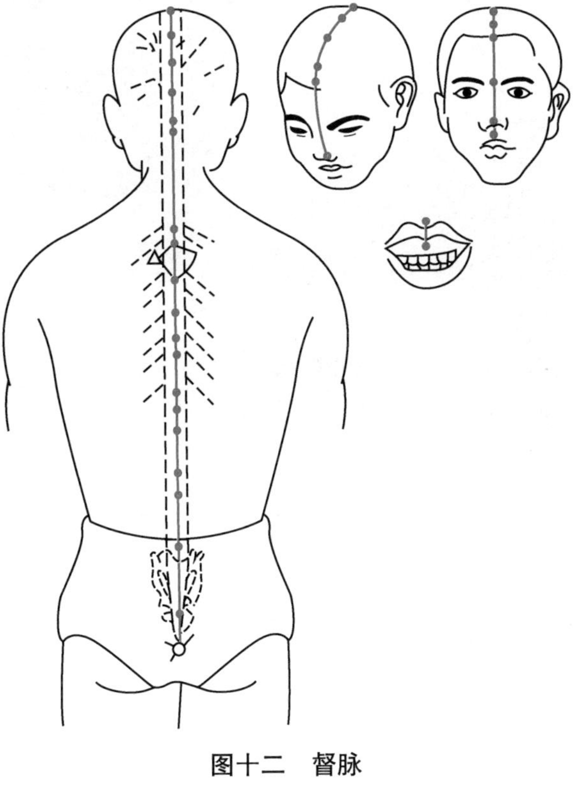

图十二 督脉

单腿提降功

视频六

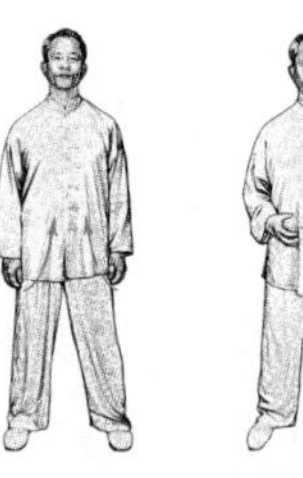

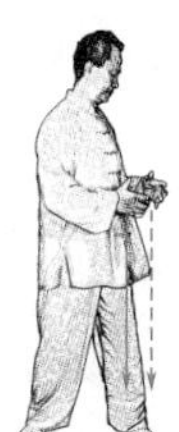

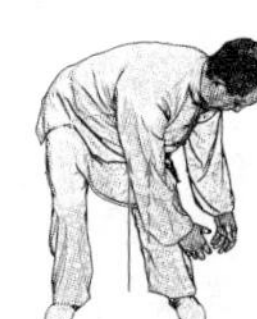

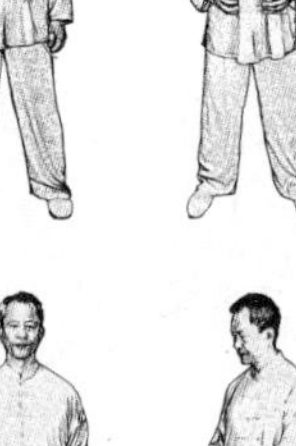

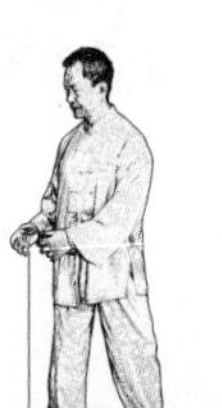

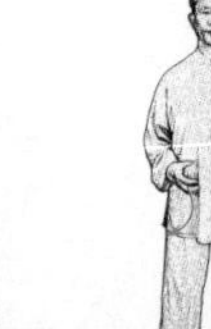

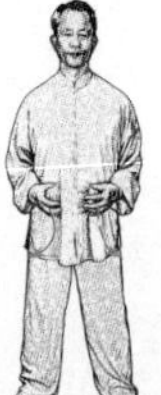

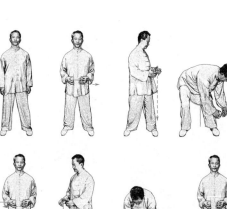

（一）动作

1. 双手抱球（图 30）

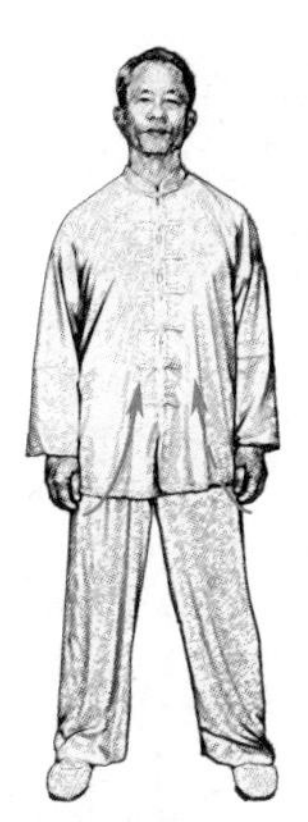
图 30

接太极起式，两手自腿外侧提起，向前合抱于腹前，掌心朝内对准下腹部，会阴微微内吸，提肛提尾闾（图十三）；意想大自然混元气，由劳宫穴贯入下丹田（图十四），随后由下丹田引入中丹田，稍定，使气伏丹田，与体内真气混融交合，腾然欲动。

2. 左外降气（图 31a、图 31b）

接上式，腰腹带动身体左转，胯坐腿蹲，双手随之左转下行，顺左腿外侧向下俯伸至左脚面，左脚踏地踩实，脚趾自然放松，落地生根；同时意引内气由中丹田出发，过环跳穴（图十五），顺左腿外侧阳面足三阳经（图十六）循行路线向下缓缓降气，气贯左足心涌泉穴。

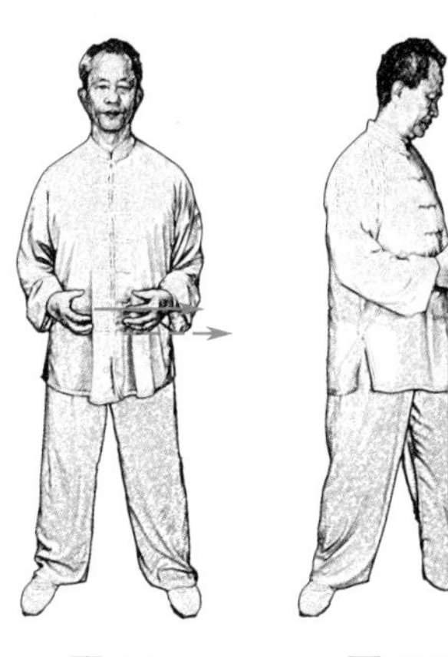
图 31a　图 31b

3. 左内提气（图 32）

接上式，双手从脚面由外向内转至左脚内侧，利用地面对足底的反作用力使左腿向上提伸，腰身向上缓缓提升，并带动双手沿左腿内侧阴面向上缓缓提升至下腹部，恢复到图 31a 的姿势；同时意引内气过三阴交穴（图十七），顺左腿内侧阴面足三阴经（图十八）循行路线向上提气，导入下丹田再回到中丹田。

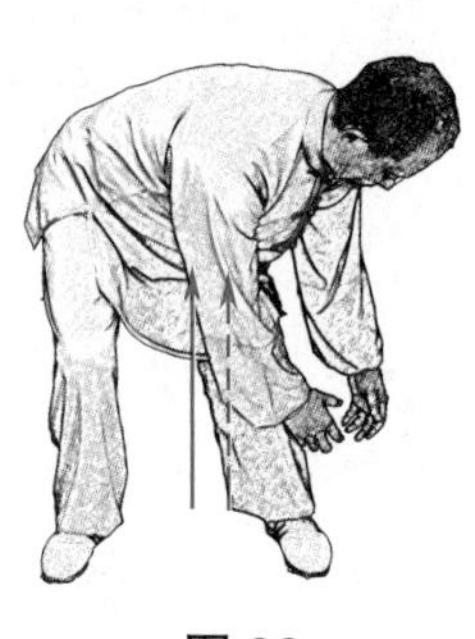

图 32

4. 右外降气（图 33a、图 33b）

稍定一定，然后腰腹带动身体右转，胯坐腿蹲，双手随之右转下行，顺右腿外侧向下俯伸至右脚面，右脚踏地踩实，脚趾自然放松，落地生根；同时意引内气由中丹田出发，过环跳穴，顺右腿外侧阳面足三阳经循行路线向下缓缓降气，气贯右足心涌泉穴。

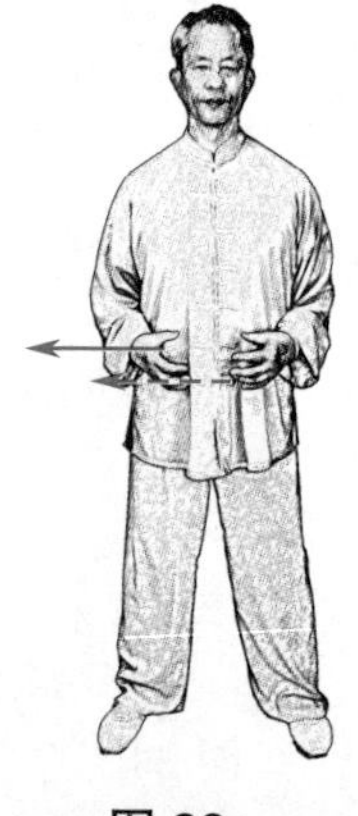

图 33a

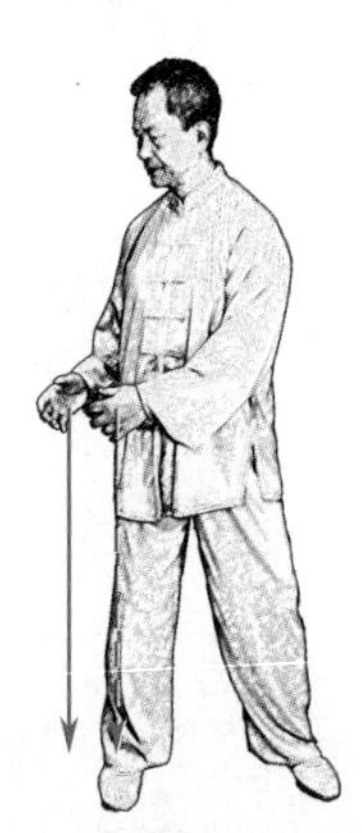

图 33b

5. 右内提气（图 34、图 35）

接上式，双手从脚面由外向内转至右脚内侧，利用地面对足底的反作用力使右腿向上提伸，腰身向上缓缓提升（图 34），并带动双手沿右腿内侧阴面向上缓缓提升至下腹部，恢复到图 35 的姿势；同时意引内气过三阴交穴，顺右腿内侧阴面足三阴循行路线向上提气，导入会阴下丹田再回到中丹田。

如此周而复始、左右腿轮换，循环提降 9 次。

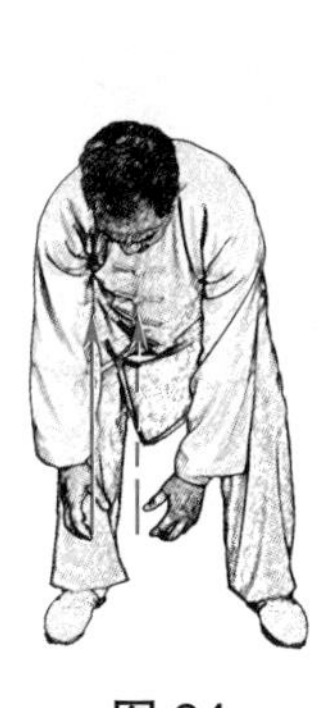

图 34

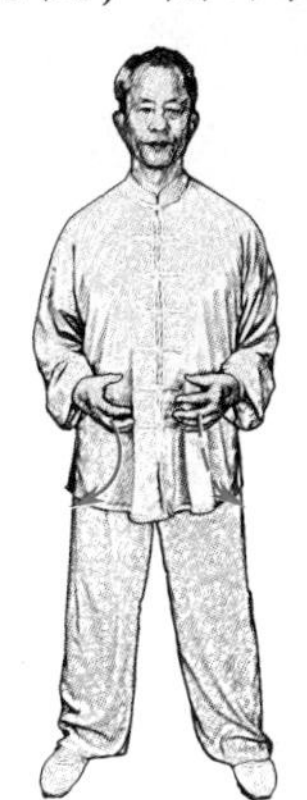

图 35

6. 降气收功

接上式，收功（3、6、9 遍）后复归太极起式。

（二）要点

手降腿蹲，手提腿升；
转腰坐胯，形随意行；
降气提气，左右循环；
心意为主，两手为辅；
内外合一，上下相随；
心与意合，意与气合；
以意行气，以气运腿；
手与腿合，沉着通顺；
口鼻呼吸，顺乎自然。

（三）作用

下盘稳固，步法虚灵；
增强足力，防止腿老；
疏通足经，平和阴阳；
健脾平肝，舒胆壮肾；
修炼会阴，利通任督；
舒张血脉，周身顺畅。

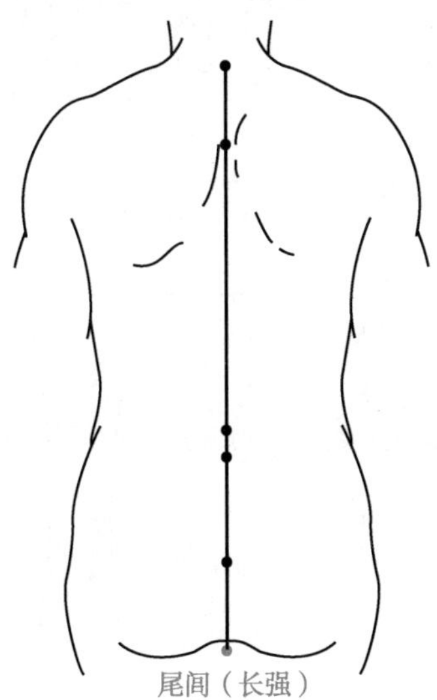

图十三　尾闾（长强）

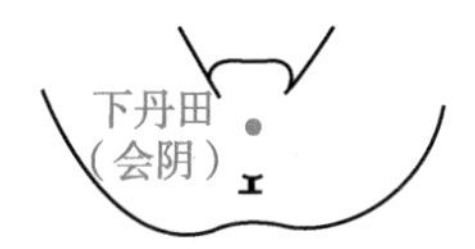

图十四　下丹田（会阴）

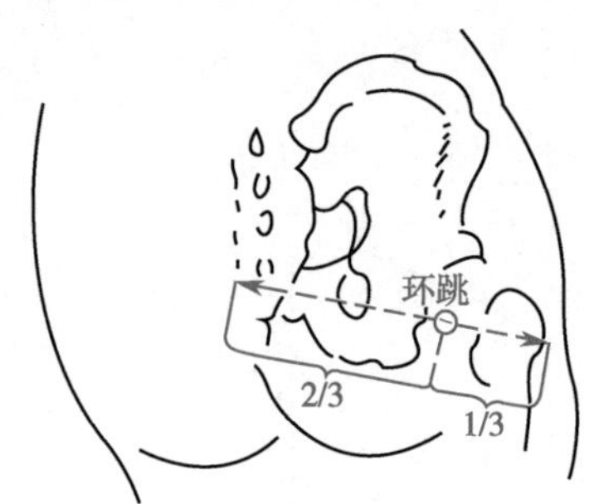

图十五　环跳

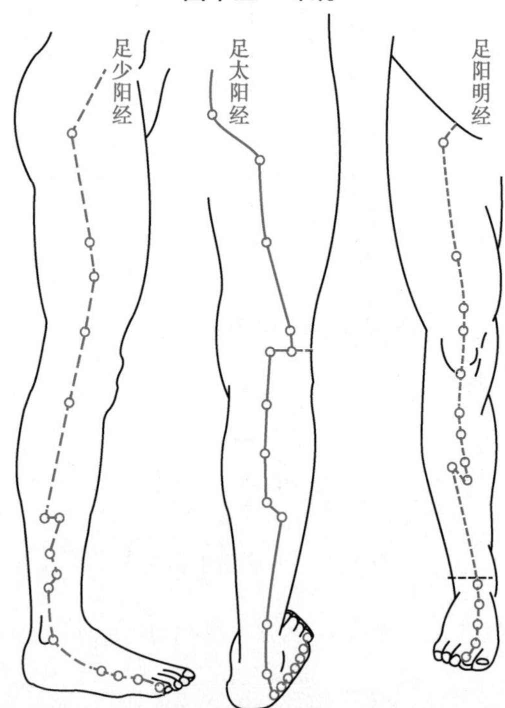

图十六　足三阳经（腿部）
（足阳明胃经、足太阳膀胱经、足少阳胆经）

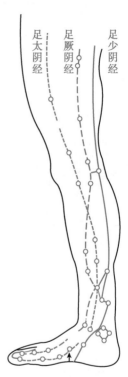

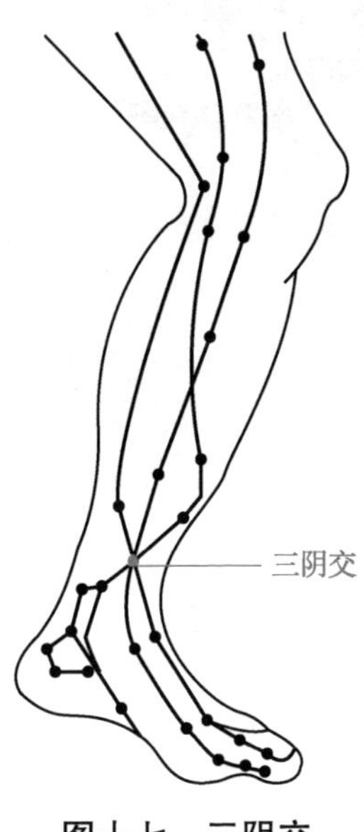

图十七　三阴交

图十八　足三阴经（腿部）（足太阴脾经、足少阴肾经、足厥阴肝经）

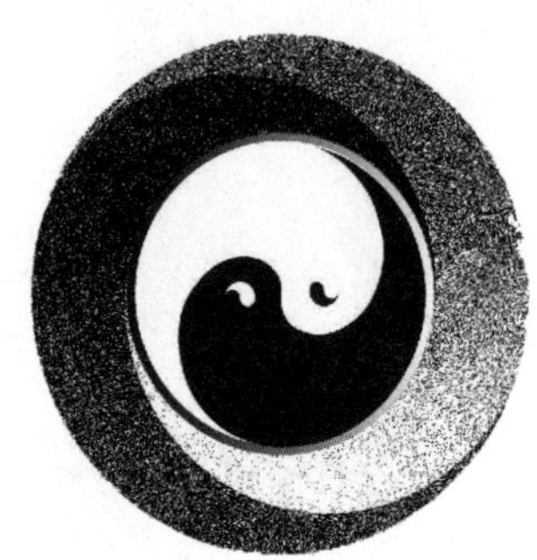

双腿提降功

视频七

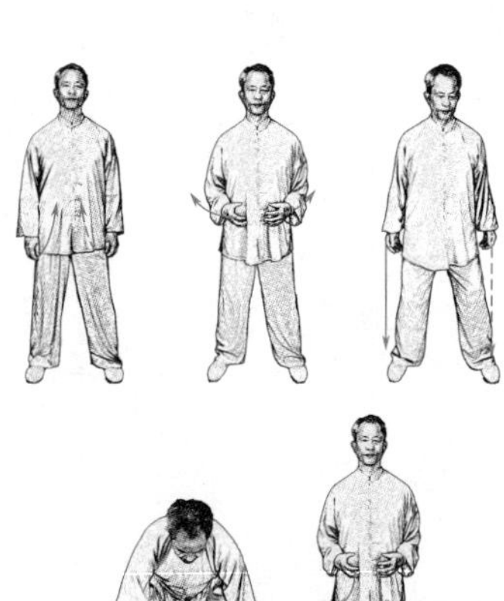

（一）动作

1. 双手抱球（图 36）

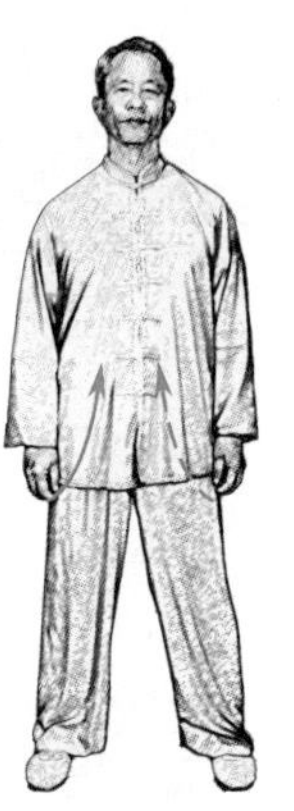
图 36

接太极起式，两手自腿外侧提起，向前合抱于腹前，掌心朝内对准下腹部，会阴微微内吸，提肛提尾闾；意想大自然混元气，由劳宫穴贯入会阴下丹田，随后由下丹田引入中丹田，稍定，使气伏中丹田，与体内真气混融交合，腾然欲动。

2. 外分下降（图 37、图 38）

接上式，稍定一定，然后腰腹带动身体下沉，胯坐腿蹲，双手随之向两侧分开下行，顺两腿外侧向下俯伸至双脚脚面，双脚踏地踩实，脚趾自然放松，落地生根；同时意引内气由中丹田出发，过环跳穴，顺双腿外侧阳面足三阳经循行路线向下缓缓降气，贯至双足涌泉穴。

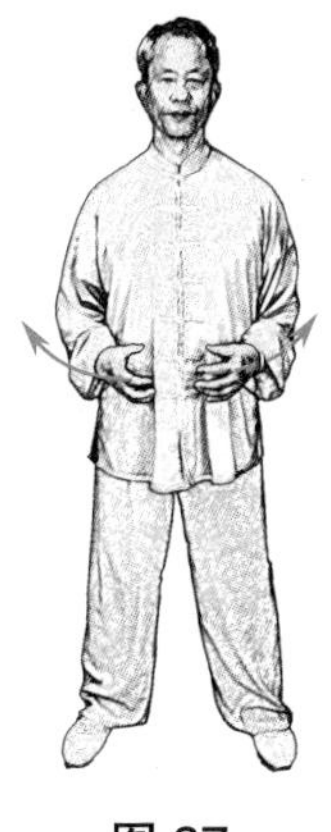
图 37

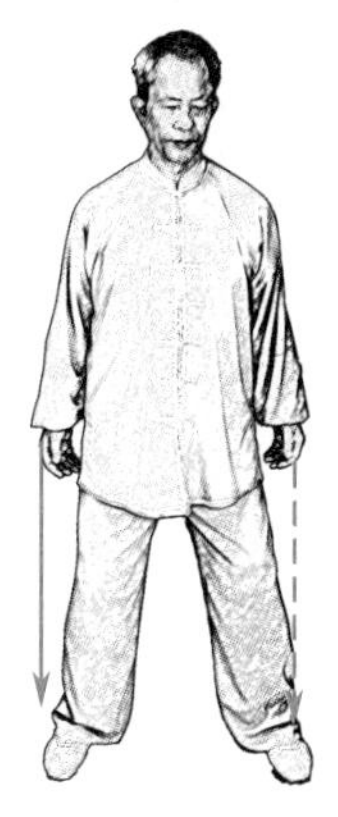
图 38

3. 内转上提（图 39）

接上式，双手从脚趾由外向内转至双脚内侧，利用地面对足底的反作用力使双腿向上提伸，腰身向上缓缓提升，并带动双手沿双腿内侧阴面向上缓缓提升至下腹部（图 39）；同时意引内气过双腿三阴交穴，顺双腿内侧阴面足三阴循行路线向上提气，导入下丹田再回到中丹田。

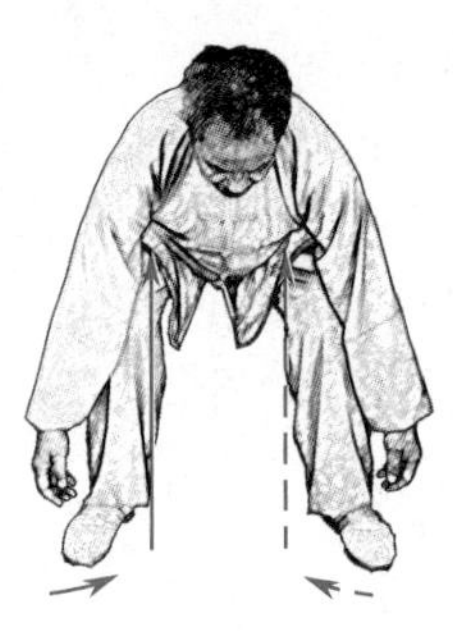

图 39

重复动作 2 和动作 3，外下内上，周而复始地提降 9 次。

4. 降气收功（图 40）

接上式，收功（3、6、9 遍）后复归太极起式。

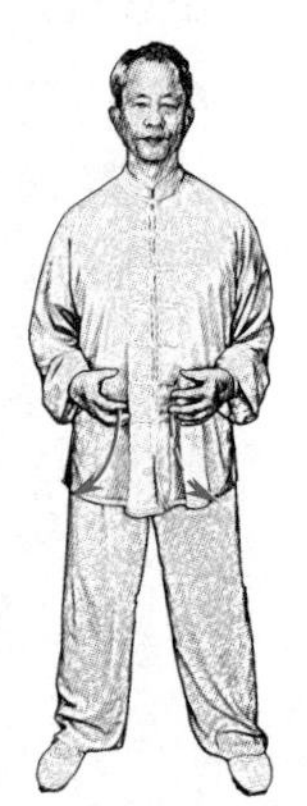

图 40

（二）要点

与“单腿提降功”同。

（三）作用

与“单腿提降功”同。

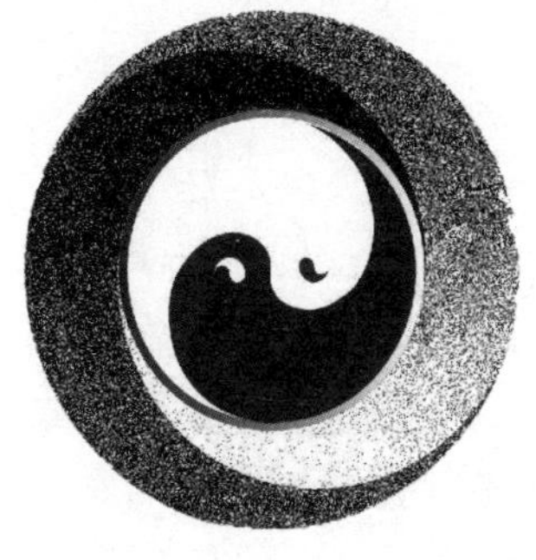

环形伸缩功

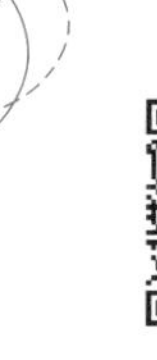

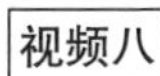

视频八

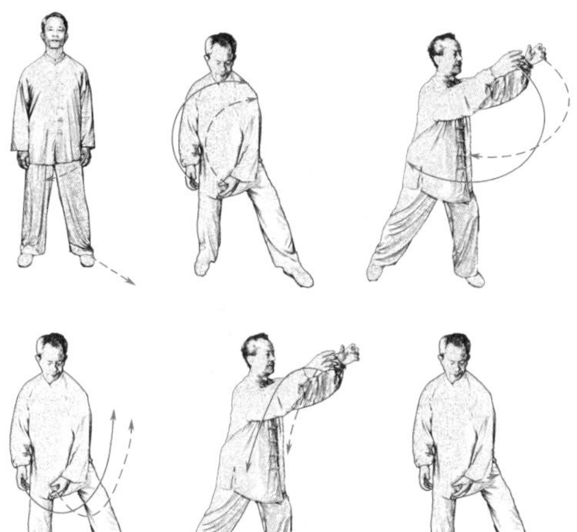

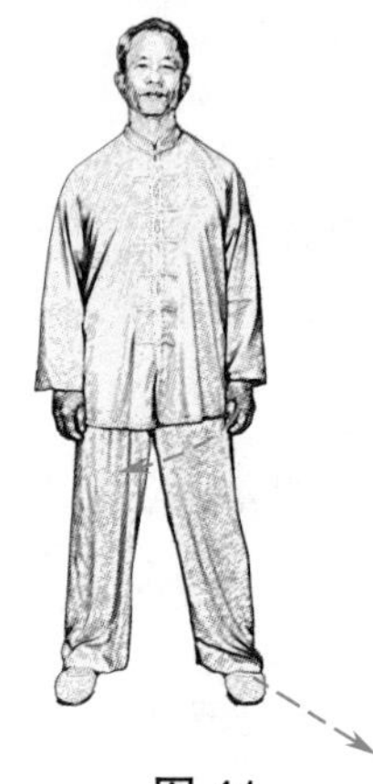
图 41

（一）动作

1. 左虚步站立（图 41）

接太极起式，腰胯左转 45° 左右，面向左前方，重心移至右脚，右腿微向下蹲坐，左脚提起向前迈一步，脚跟着地，成左虚步；两手臂自然下垂于身体两侧。两眼注视左脚迈出的左前方；意想内气真元从中丹田松沉贯入下丹田。

2. 弓步前掤（图 42）

接上式，右脚踏地腿伸直，曲蓄有余，推动腰身向前移送，重心随之移向左腿，左脚掌自然向前落下，全脚掌踩地踏实，成左弓步；同时带动两手臂缓缓上提，经身侧向前上方弧形掤出，双掌掌心朝内下置于头的前上方；意引内气从下丹田出发，经尾闾、命门、夹脊等穴，沿后背督脉循行路线上行至大椎穴（图十九）后，分为两股，一股继续沿督脉循行路线，经头部玉枕穴（图二十）、百会诸穴到达人中穴（图二十一）；另一股过肩井穴（图二十二）顺两臂阳面循行至两手指。

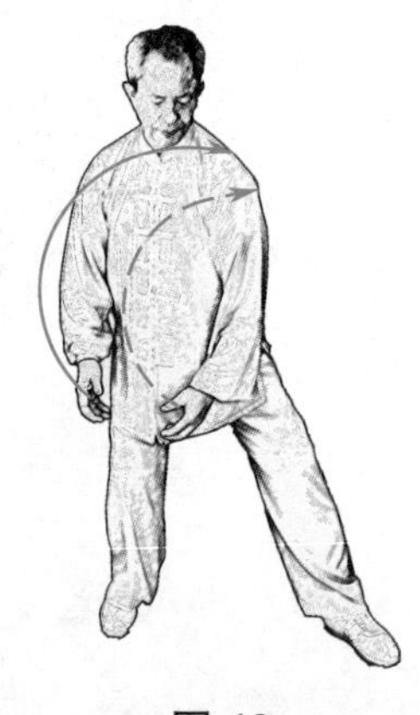
图 42

3．后坐采捋（图 43）

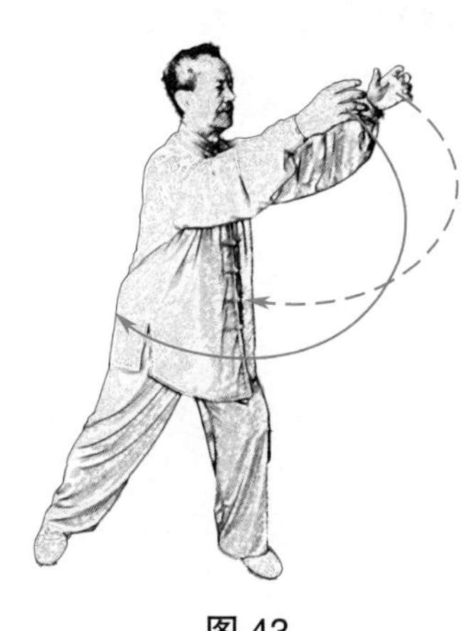
图 43

紧接上式，腰胯向后收坐，重心随之移向右腿，左脚脚尖向上跷起，脚跟着地，成左虚步；同时带动两手臂沿下弧线收回，两掌轻握变拳，边采边捋，回至下丹田处；意引内气沿前任脉循行路线向下回至会阴，同时意引两掌将宇宙混元之气，采至下丹田，与内气混融交合。

动作 2 与 3 在外形上呈现为一闭合的立混元圈，是为环形伸缩 1 次；稍定一定后，重复上述环形伸缩动作 9 次。

4．反向伸缩（图 44 ～图 46）

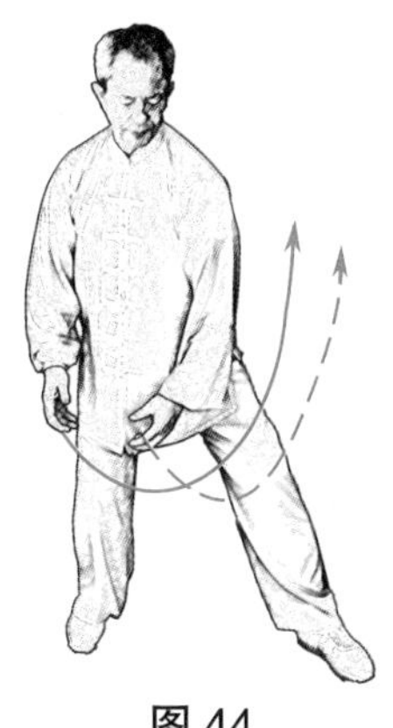
图 44

接上式，做反向环形伸缩功，其动作要求与正向环形伸缩功相比基本相同，区别在于：其一，从形上比较：双手先循下弧线向前上方掤起（图 44），后沿上弧线经身前向下腹部收回（图 45）；其二，从意上比较，意引内气从下丹田出发，先沿身前任脉循行路线上行头部，后沿背部督脉循行路线回到下丹田；反向环形伸缩功做完9次后，则应收回左脚，回到太极起式（图46）。

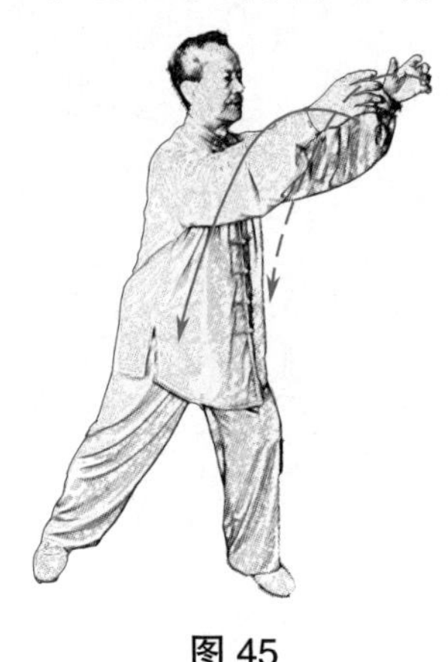

图45

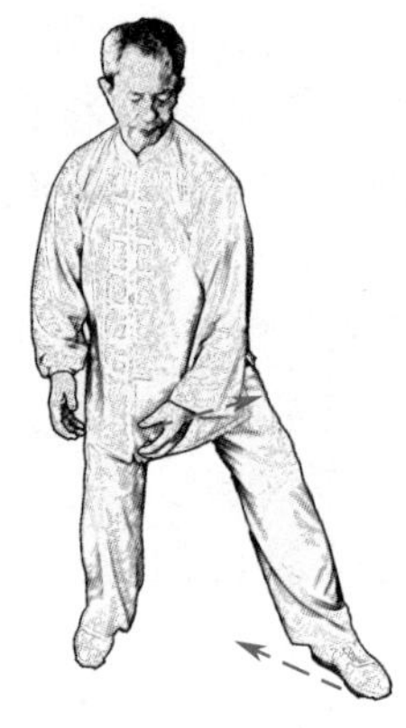

图46

5. 右式伸缩

以上1～4动作为左式环形伸缩功，结束后紧接着修炼右式环形伸缩功；两者相比，基本动作与要求完全一致，唯方向相反，在此不再赘述。

6. 降气收功

接上式，收功（3、6、9遍）后复归太极起式。

（二）要点

环形伸缩，龙戏波涛；
身到手到，身到脚到；
前弓前掤，后坐后靠；
虚领顶劲，身沉脚实；
左右均衡，前后灵便；

意到气到，气到劲到；
意气神形，内外合一，
周身一家，浑然一体；
环形运动，连绵不断，
松沉圆活，和缓流畅；
口鼻呼吸，顺乎自然。

（三）作用

任督相通，周天运行；
炼精化气，混元气壮；
周天混元，内外兼修；
掤捋挤按，采挒肘靠；
进退顾盼，中正定劲；
十三劲法，一圆俱练；
十二正经，手足循环。

练功提示

①小周天：练功时，内气通达任督二脉。
②大周天：练功时，内气不仅通达任督二脉，同时通达十二经络。
③十三劲法：包括八门五步，掤、捋、挤、按、采、挒、肘、靠共八门。进、退、顾（左顾）、盼（右盼）、定（中定）共五步。
④十二正经：手六经和足六经共十二经络。

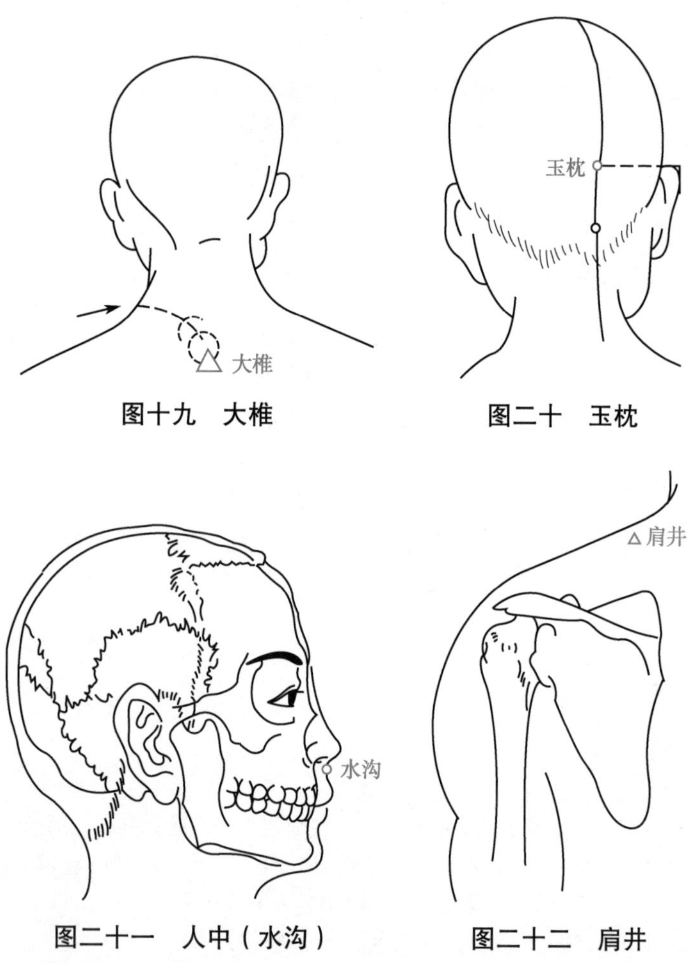

图十九　大椎

图二十　玉枕

图二十一　人中（水沟）

图二十二　肩井

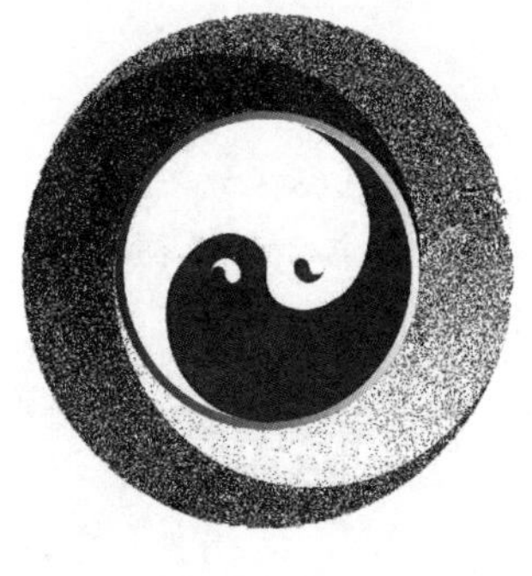

旋肩探臂功

视频九

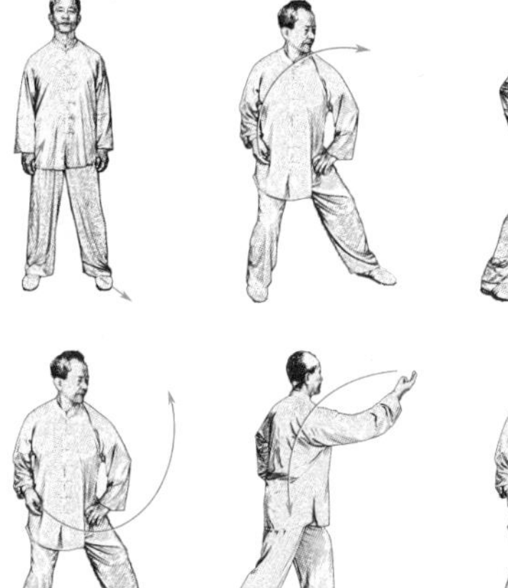

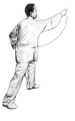

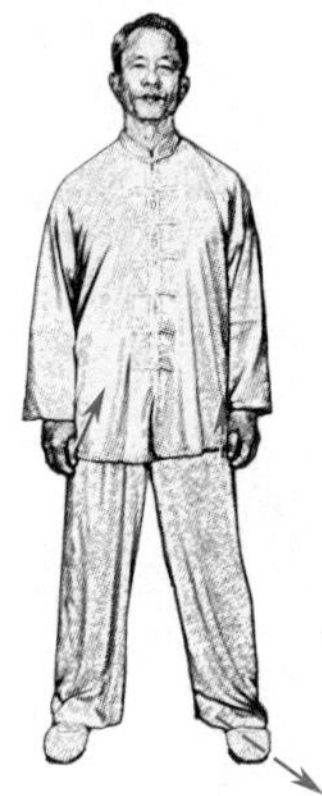
图 47

（一）动作

1. 左虚步站立（图 47）

接太极起式，腰胯左转 45° 左右，面向左前方，重心移至右脚，右腿微向下蹲坐，左脚提起向前迈一步，脚跟着地，成左虚步；同时，左手提起虎口插腰，拇指朝后；右手自然松垂，拇指、小指、无名指相捏，食指、中指二指相并，成剑指；两眼注视左脚迈出的前上方；意想内气真元从中丹田沉贯入下丹田。

2. 左探臂插指（图 48）

右腿蹬地伸直，曲蓄有余，推动腰身向前移送，重心随之移向左腿，左脚掌自然向前落下，全脚掌踩地踏实，成左弓步；同时右手依次顺缠提肩、提臂、提肘、提剑指至右胸前；然后与腰身前送同步，引领右手在体侧沿上弧运行路线，自后向前上方逆缠旋肩转腕、探臂插指，止于头前上方；同时意引内气从下丹田出发，经尾闾、命门、夹脊等穴，沿后背督脉循行路线，上行至大椎穴后分为两股，一股继续沿督脉循行路线经头部玉枕、百会诸穴到达人中穴；另一股过肩井穴，顺右臂外侧循行至剑指。

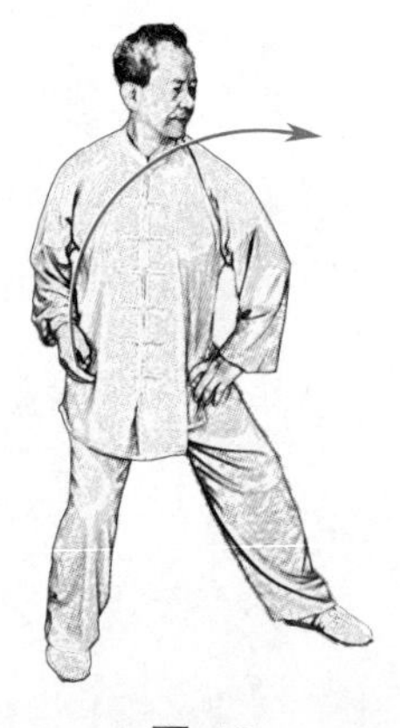
图 48

3. 左后坐挂肘（图 49）

紧接上式，腰胯向后收坐，重心随之移向右腿，左脚脚尖向上跷起，脚跟着地，成左虚步；同时带动右臂、右肘顺缠沿下弧线后挂收回，剑指不变，手心朝上，腕与手背边收边沉边捋，回至下丹田处；意引内气沿前任脉循行路线向下回至下丹田处。

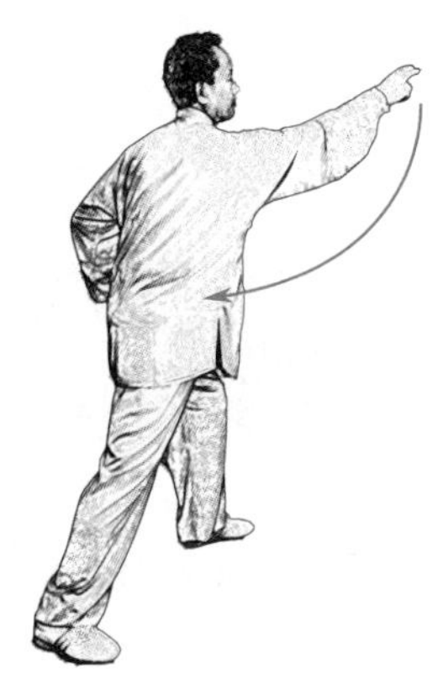

图 49

动作 2 与动作 3 在外形上呈现为一闭合的立混元圈，是为旋肩探臂 1 次；稍定后，重复上述旋肩探臂动作共 9 次。

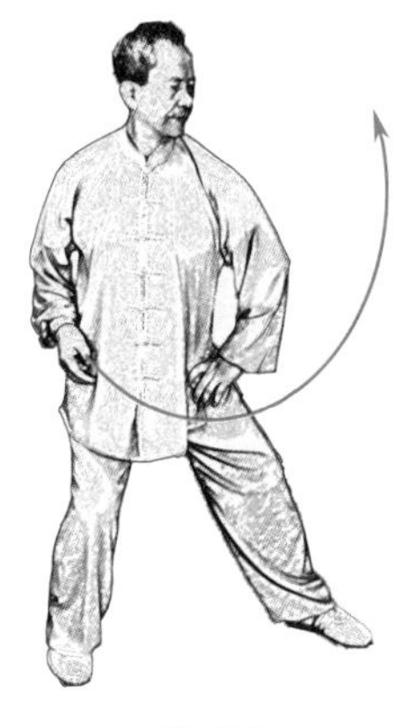

图 50

4. 反向探臂（图 50 ～图 52）

接上式，做反向旋肩探臂功，其动作要求与正向旋肩探臂功相比基本相同，区别在于：其一，从形上比较，剑指先循下弧线向前上方顺缠伸插（图 50），后沿上弧线逆缠向下腹部收回；其二，从意上比较，意引内气从下丹田出发，先沿身前任脉循行路线上行头部，后沿背部督脉循行路线回到下丹田；反向旋肩探臂功做完9次后，则应收回左脚，回到太极起式（图52）。

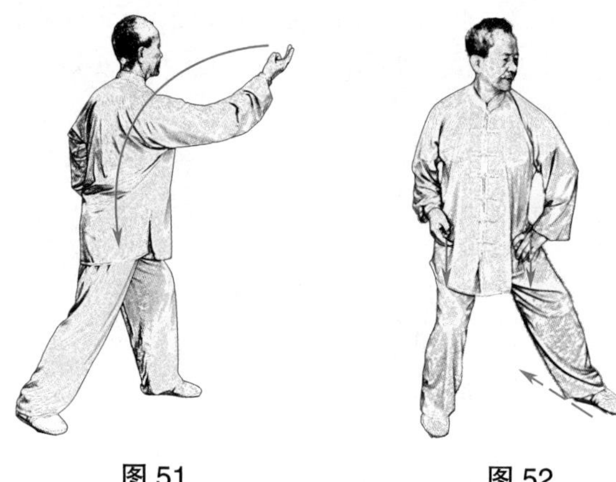

图51　　图52

5. 右式探臂

以上1～4动作为左式旋肩探臂功，结束后紧接着修炼右式旋肩探臂功；两者相比，基本动作及要求完全一致，唯左右方向相反，在此不再赘述。

6. 降气收功

接上式，收功（3、6、9遍）后复归太极起式。

（二）要点

旋肩探臂，空中游泳；
劈波掀浪，俯仰进退；
转关枢纽，关键在肩；
忽前忽后，似轮自转；
天人合一，物我相融；
指天划地，包罗宇宙；
混元一气，圆转自如；
其余要点与环形伸缩功相同。

（三）作用

任督相通，周天运行；
十二正经，手足循环；
通臂混元，伸筋拔骨；
贯气通臂，劲达指梢；
炼精化气，混元气壮；
周天混元，内外兼修；
十三劲法，一圆俱练。

练功提示

手臂顺逆缠丝：小手指向内旋为顺缠丝，大拇指向内旋为逆缠丝。

小磨盘功

视频十

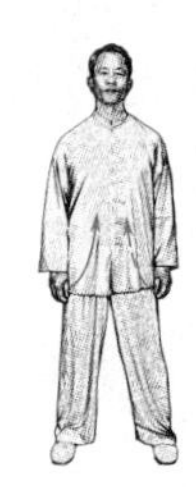

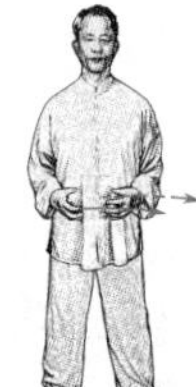

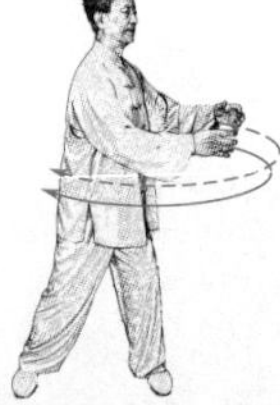

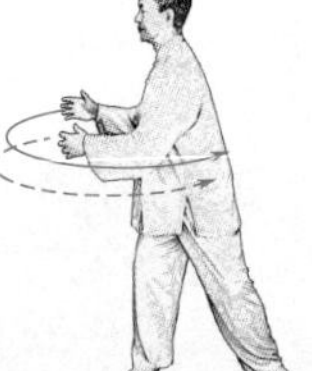

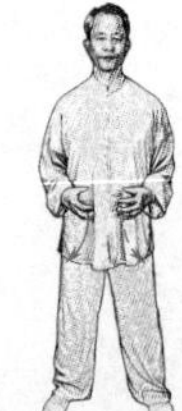

（一）动作

1. 双手抱球（图 53）

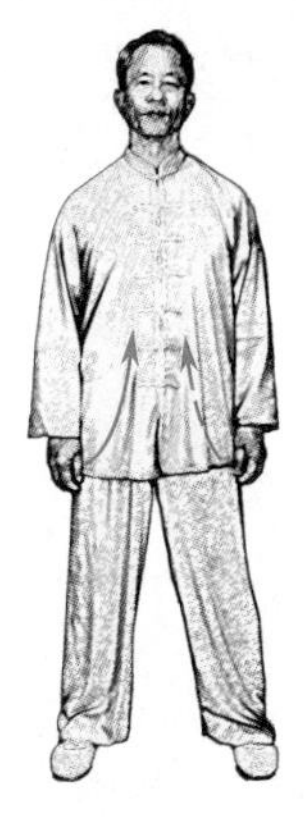
图 53

接太极起式，两手自腿侧提起向前合抱于腹前，掌心朝内对准前丹田，会阴微微内吸，提肛提尾闾；意想大自然混元气由两臂拢抱于腹前，意引内气真元由下丹田进入中丹田，意守片刻使气伏丹田，腾然欲动。

2. 磨盘右转（图 54 ～图 56）

以腰为轴，带动全身向左（图 54）、向前、向右、再向后（图 55）进行转动，两手抱球随身腰做同步运动并转回腹前；前转时腹部外突，后转时腹部内收；同

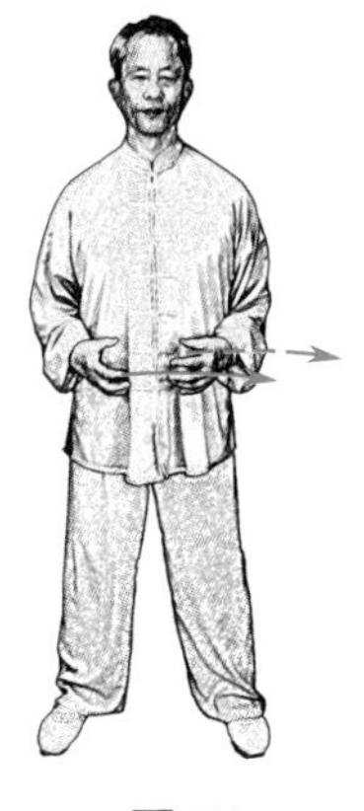
图 54

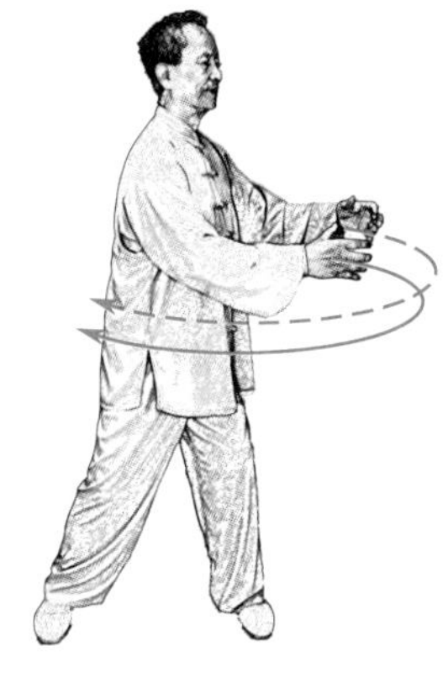
图 55

时，意引两臂之间的大自然混元气与中丹田内气真元浑然相合，逐渐扩展到腿胯、胸腹、脊背、肩肘，形成为一个以中部为枢纽的整体混元气圈，混元一体，分大小两圈在体内运行；小圈沿带脉（图二十三）循环线路运行，疏通带脉；大圈沿后腰与两臂围成的圆圈运行，疏通手三阴三阳正经。

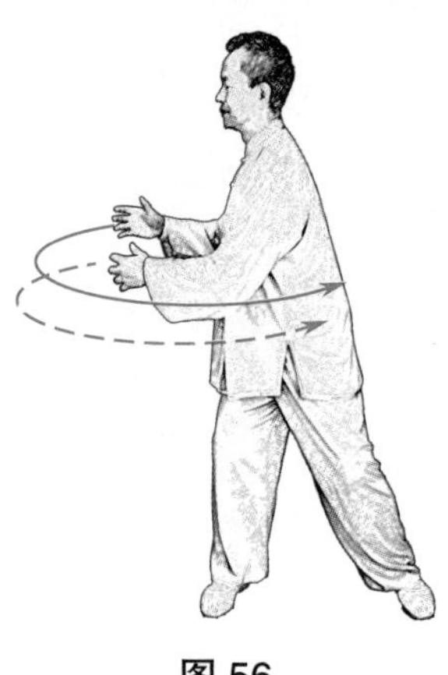

图 56

双手自左向右转回腹部为磨盘右转一次，如此重复 9 次后，回归太极起式后（图 56），再接做磨盘左转。

3. 磨盘左转

动作要求与磨盘右转完全相同，唯方向相反；在此不再赘述。

4. 降气收功（图 57）

接上式，收功（3、6、9 遍）后复归太极起式。

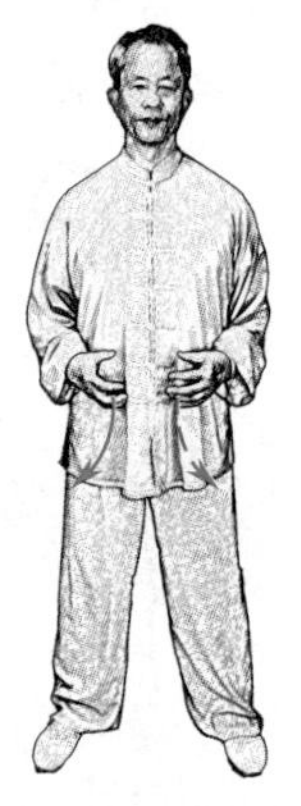

图 57

（二）要点

旋腰转胯，圆转自如；
运气在腰，转气在手；
落气在脚，和缓流畅；
虚实互换，重心协调；
上下相随，内外合一，
意气合一，神形合一；
口鼻呼吸，顺乎自然。

（三）作用

磨盘气圈，气通带脉；
丹田内转，中气贯通；
精气转化，强肾壮气；
腰脊转换，旋转力增；
化劲效高，中定劲足；
桩功稳固，处处混元。

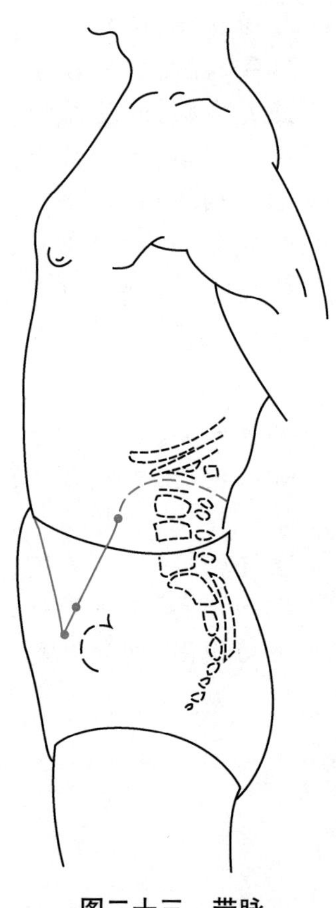

图二十三　带脉

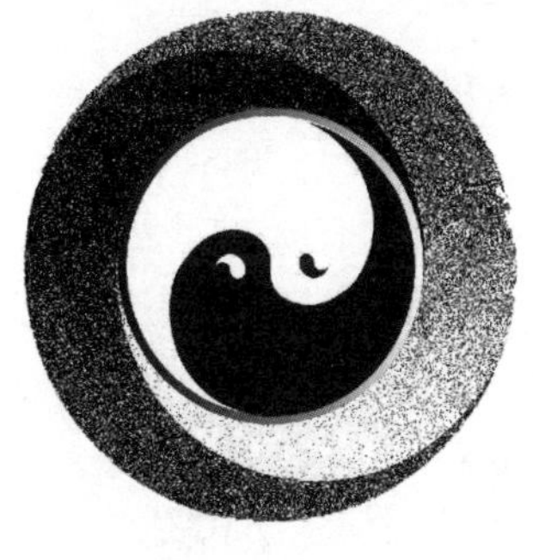

大磨盘功

视频十一

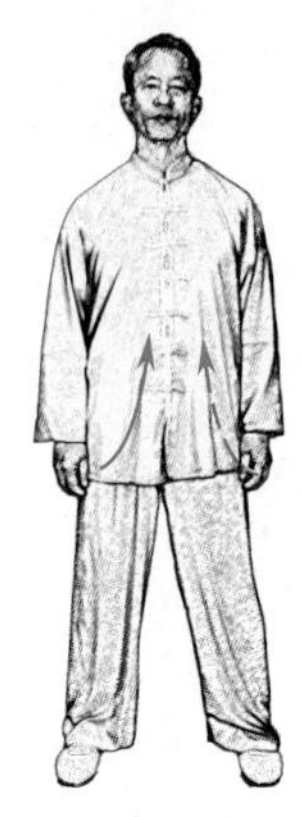
图 58

（一）动作

1. 双手抱腹（图 58）

接太极起式，两手自腿侧提起向前合抱于腹前，掌心朝内对准前丹田，会阴微微内吸，提肛提尾闾；意想大自然混元气由两臂拢抱于腹前，意引内气真元由下丹田进入中丹田，意守片刻使气伏丹田，腾然欲动。

2. 身腰左转（图 59）

接上式，坐胯收臀，以腰为轴，腰身最大幅度向左后方扭转，带动两臂向身后尽量伸展，并保持两手圆活抱球之状；同时，腹部内收，意引两臂之间的大自然混元气与中丹田内气真元浑然相合，从中丹田向后吸，聚结于后丹田命门穴，并扩充膨胀至两臂抱球待发。

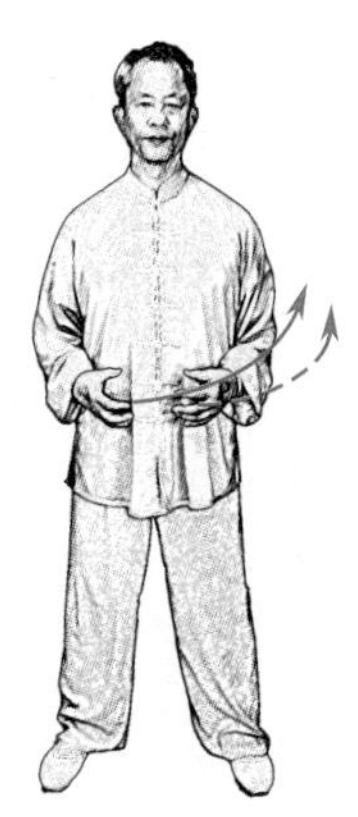
图 59

3. 右磨盘圈（图 60）

接上式，松腰松胯，带动全身自然由后向前、向左、再向左后方进行最大幅度的扭转，两手抱球随身腰旋转做同步运动，并尽量向身后伸展；同时，腹部外突，意引混元内气从后丹田开始，沿带脉循环线路运行，疏通带脉；混元内气顺两臂围成的圆圈运行，疏通手三阴三阳正经。

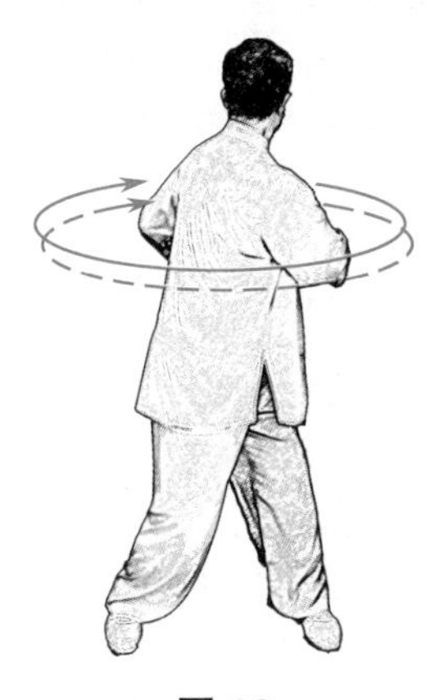

图 60

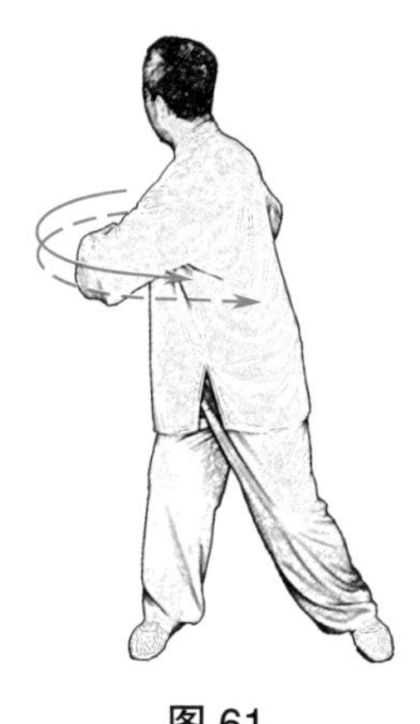

图 61

4. 身腰右转（图 61）

接上式，松腰松胯，带动身体自然向前转正，两手抱球随之收回腹前；收回时腹部内收，然后放松外突。意引混元内气逐步缩小并回到中丹田。如此自右向左重复动作 1 ～ 4 共 9 次后，回到双手抱腹姿势。

以上动作 1 ～ 4 为大磨盘左转功法，稍定之后，即接做大磨盘右转功法9次后，复归太极起式（图62），其基本动作要求与前者完全相同，唯方向相反，在此不再赘述。

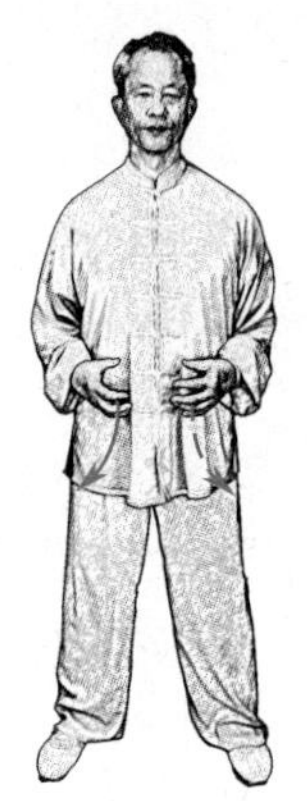
图62

5. 降气收功

接上式，收功（3、6、9遍）后复归太极起式。

（二）要点

与小磨盘功相同。

（三）作用

与小磨盘功相同。

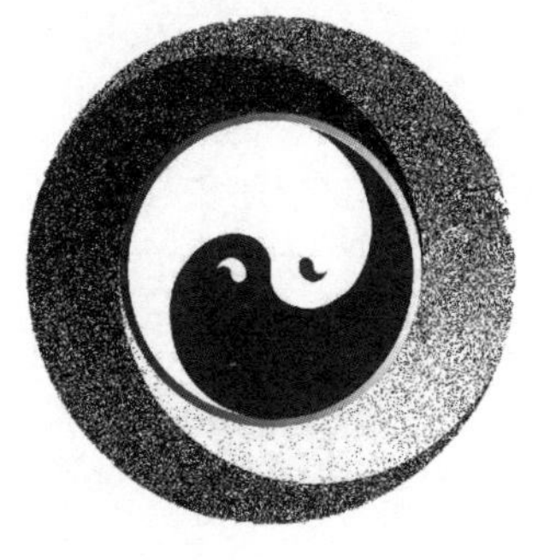

乾坤开合功

视频十二

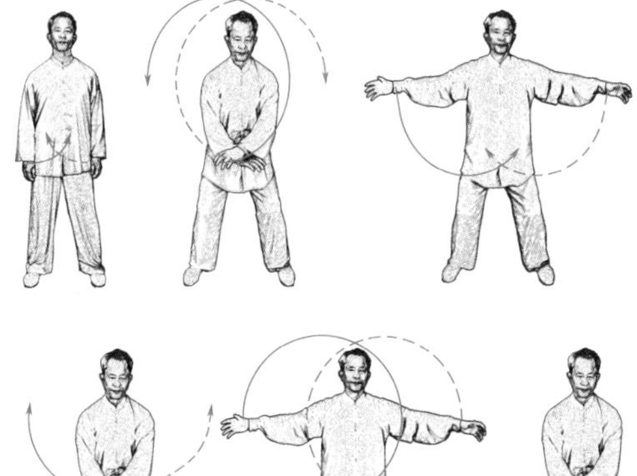

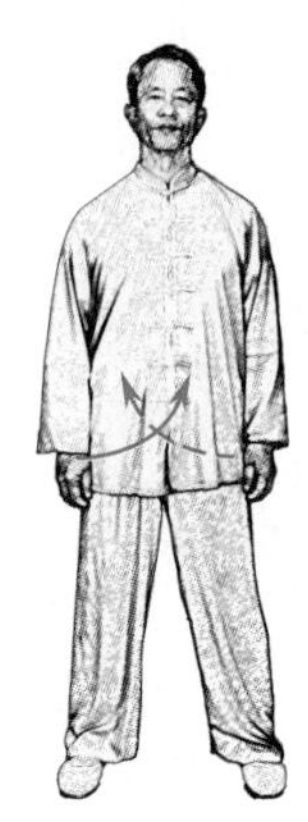
图 63

（一）动作

1. 两手合腹（图 63）

接太极起式，两手于腹前相叠，男士左上右下，女士反之，手心朝内；意引大自然混元气与丹田内气浑然交合，腾然欲动。

2. 开天开丹（图 64）

接上式，双脚轻轻踏地，身腰微向上长，两臂手心朝内，从腹前顺缠，经胸前向上穿至头前上方，紧接着两臂逆缠外旋，手心朝外，同时沿两侧上弧形划弧分开，高与肩平；同时，意气合一地引领混元真气以中丹田为中心，循阴维（图二十四）、阳维（图二十五）、阴跷（图二十六）、阳跷（图二十七）四脉与两臂手三阴、三阳六经自内而外地散发到五心（头心、两手心、两足心），并自五心继续向四周散发，其大无外，此为开天开丹（丹田）。

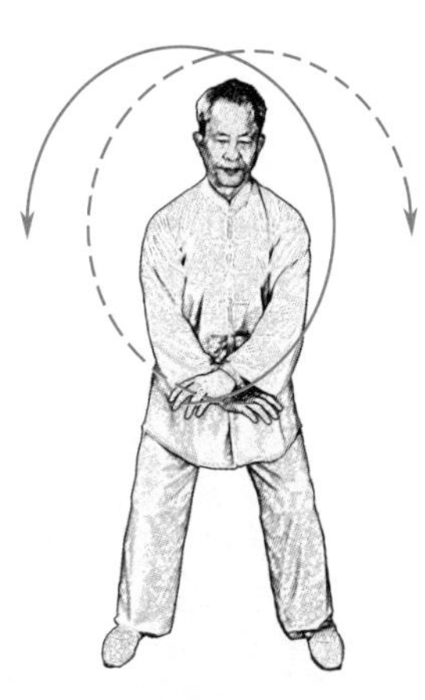
图 64

3. 合地合丹(图65)

接上式，双腿微向下蹲，身腰随之向下松沉，两臂由上向下、向内沿下弧线顺缠至腹前相合，返回至马步桩姿势；同时，意气合一地引领两臂将散发至四周的混元真气，由外而内地收至五心，然后经五心循足三阴、三阳六经和阴维、阳维、阴跷、阳跷四脉向中丹田收回，其小无内，此为合地合丹（丹田）；稍定后，重复如上动作共9次后，接做开地合天功。

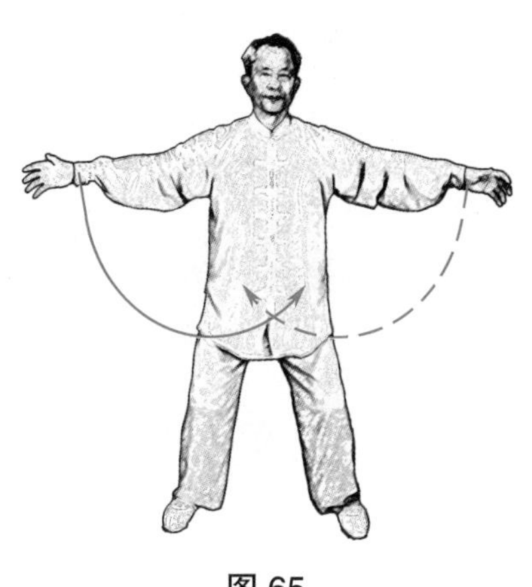

图65

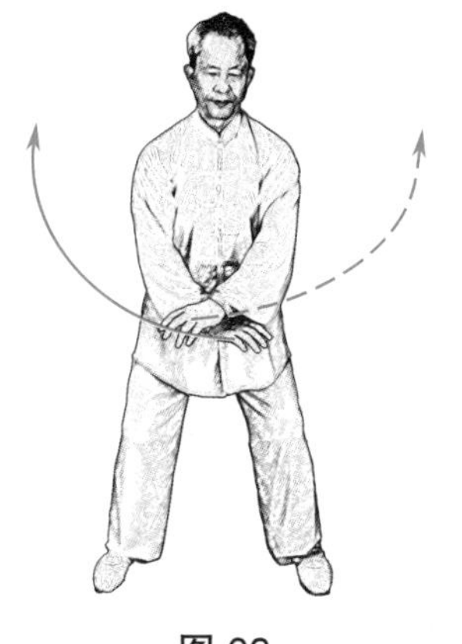

图66

4. 开地合天(图66～图68)

开地合天（下开上合）与开天合地（上开下合）的动作要求相比，区别在于：其一，先开地开丹（图66），后合天合丹（图67）；其二，意引混元内气以中丹田为中心，先经维、跷四脉与足六经向下向外散发，其大无外；然后经手六经和维、跷四脉向上向内收回，其小无内；环形下开上合重复 9 次后，复归太极起式（图 68）。

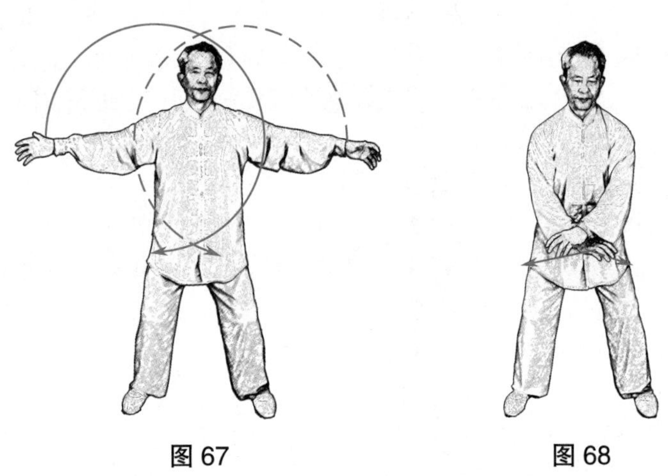

图 67　　图 68

5. 收功

接上式，收功 3、6、9 次，复归太极起式。

（二）要点

丹田开合，两臂环形；
胸腹折叠，身形起伏；
上下相随，周身一家；
开合运气，全凭心意；
一开俱开，内外全开；
一合俱合，内外全合；
内外合一，浑然一体；
以意行气，以气运身；
沉着通顺，和缓连绵；
口鼻呼吸，顺乎自然；
勿努勿憋，不要强为。

（三）作用

锻炼丹田，壮养混元；
开合聚散，运化周身；
阴阳循环，任督升降；
周天运行，百脉沟通；
心肾相交，五心归元；
拿丹练功，拳功一体；
拿丹运劲，体用相兼；
八门五步，混元兼成；
三才合一，天地人中。

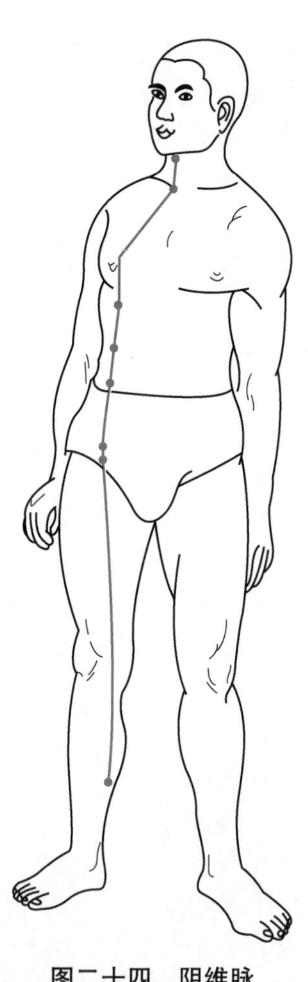

图二十四　阴维脉

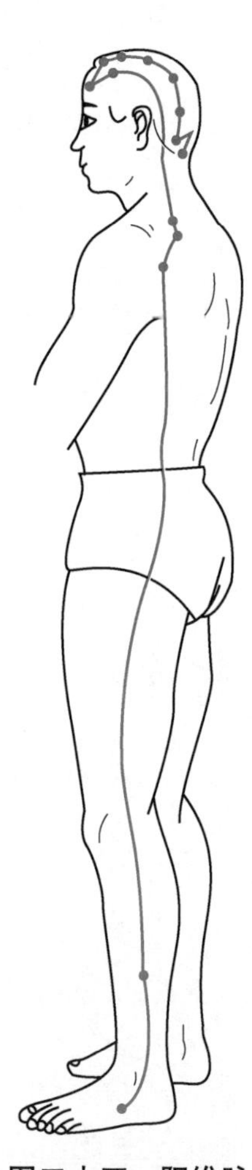

图二十五　阳维脉

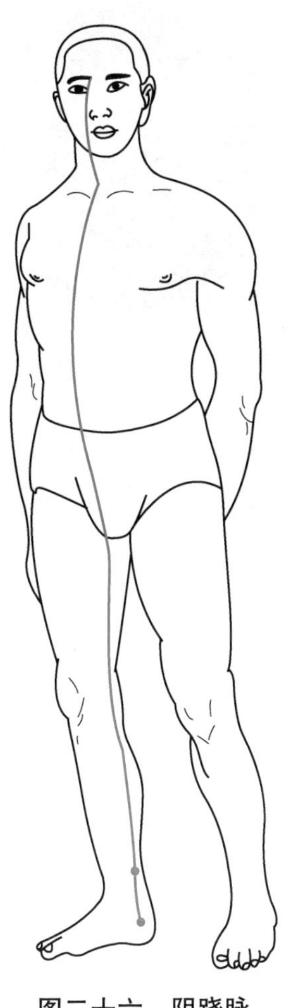

图二十六　阴跷脉

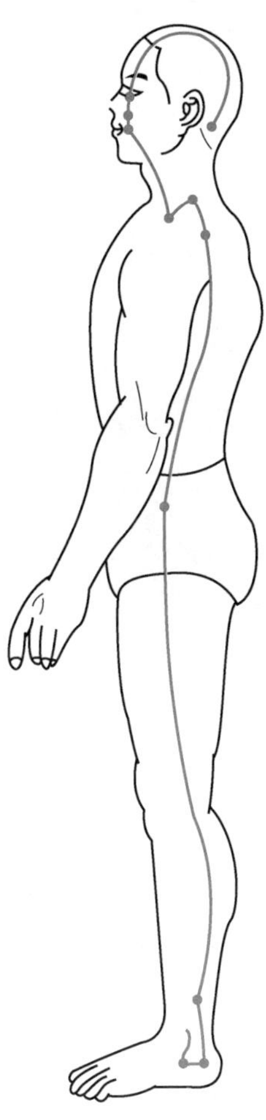

图二十七　阳跷脉

抱气归丹功

视频十三

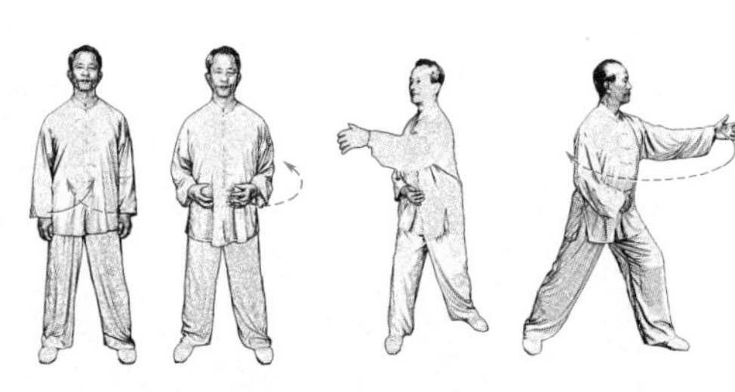

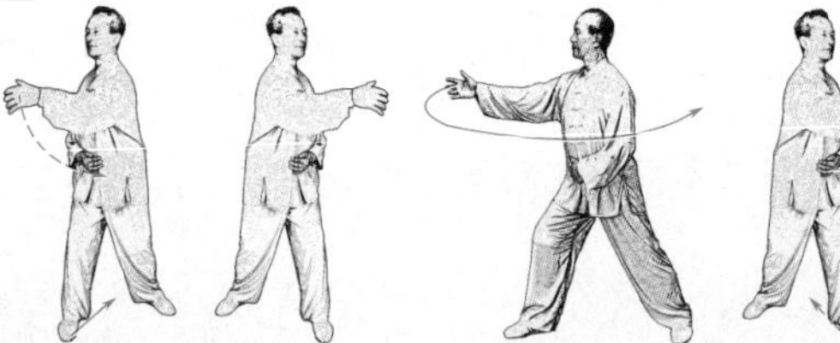

（一）动作

1. 双手合腹（图 69）

接太极起式，两手提起交叉合于腹前，男士左手在上右手在下，女士反之，手心朝内，意引大自然混元气与丹田内气浑然交合，腾然欲动。

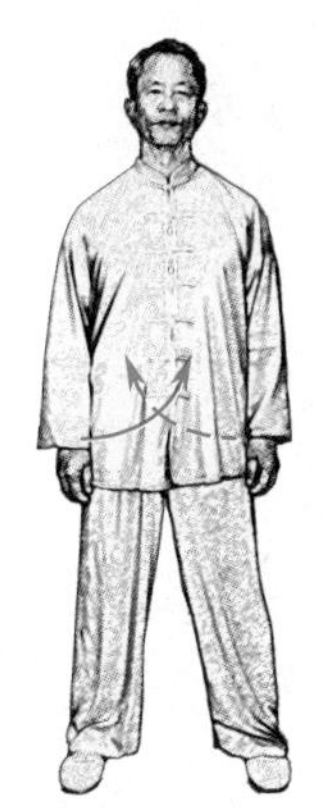

图 69

2. 左抱气归丹（图 70 ～图 73）

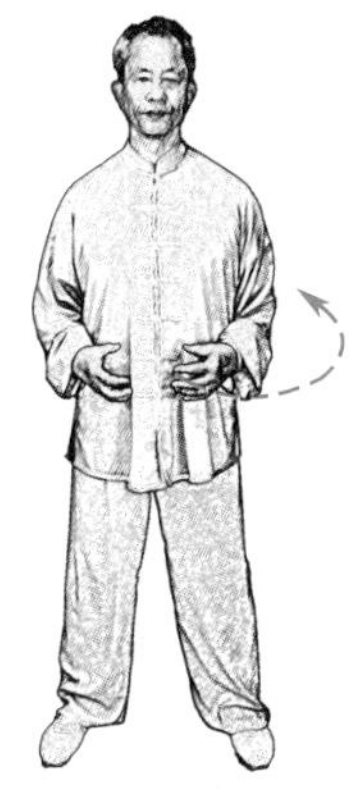

图 70

腰身左转约 90°，左臂随腰转向左后逆缠伸展，手心朝后；上动不停，腰身向右拧转，左臂由逆变顺缠向内翻转，掌心由后向前、由外而内地搂抱收气，合于腹前；意引混元真气经后丹田与左臂、掌、指向后散发，其大无外；随即意引混元真气顺左臂、掌、指向前向内收回到中丹田，其小无内。

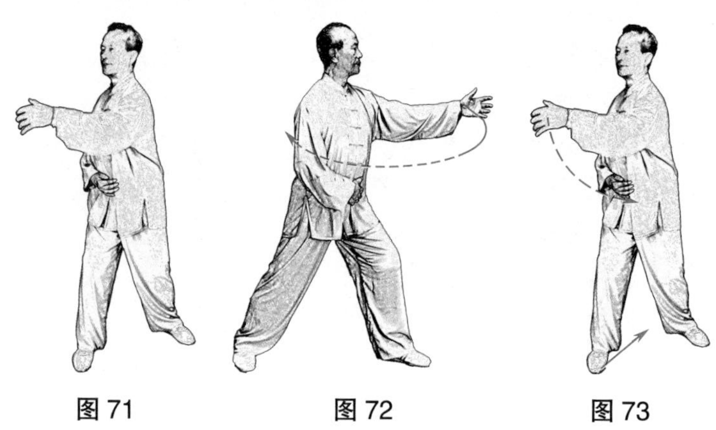
图 71　　图 72　　图 73

3．右抱气归丹（图 74～图 76）

右抱气归丹的动作要求与左抱气归丹完全一致，唯方向相反。

两手轮换左右搂抱为 1 次，如此反复共做 9 次。

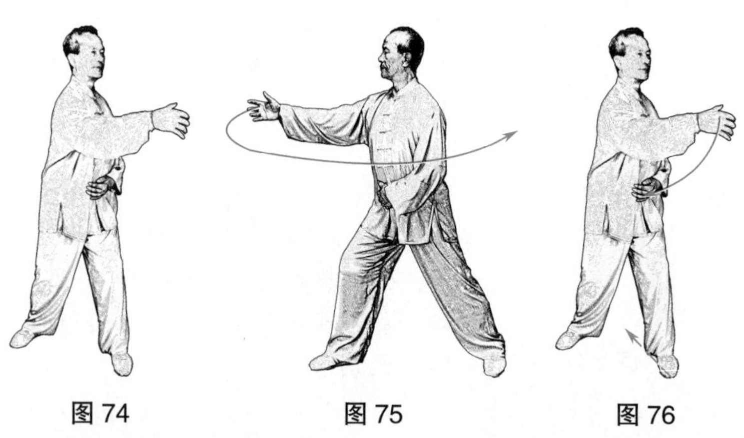
图 74　　图 75　　图 76

4. 降气收功

接上式，静守丹田片刻后，收功（3、6、9遍）后复归太极起式。

（二）要点

左右收气，全凭心静；
静心内想，内视内听；
双手交替，气中游泳；
臂划缓缓，气水潺潺；
左旋右转，气归丹田；
口鼻呼吸，顺其自然。

（三）作用

收丹归窍，抱气归元；
内气聚散，充实丹田；
采气培元，壮养混元；
中定劲固，顾盼劲灵；
活腰固肾，胯活臀圆；
下盘桩实，正气浩然。

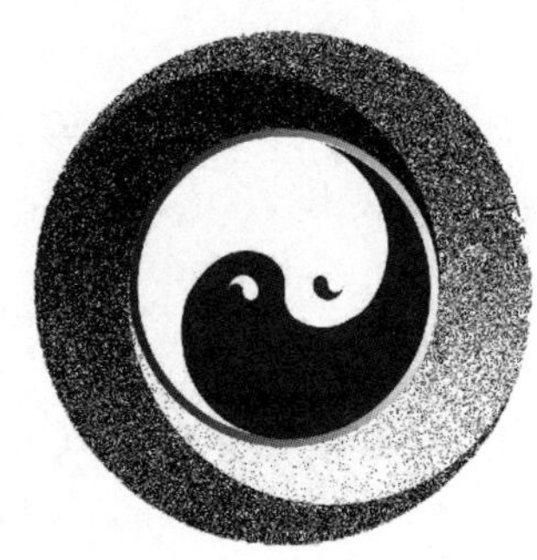

保健按摩功

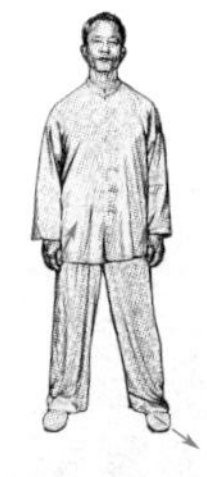

第 1~11 节

视频十四

第 12~20 节

视频十五

第 21 节

视频十六

第 22 节

视频十七

第 23~24 节

视频十八

（一）动作

1. 面要常洗

接太极起式，两手掌心相合，相互搓摩至发热；意气合一地用双掌捂住面部，由下向上、向外、再向下，反复循环轻轻搓洗 9 次。

2. 发要常梳

接上式，意引气达十指指肚，轻贴额头发际处，由前向后梳至后脑发际处，再分开循发际回到前额发际处，如此循环反复 9 次。

3. 头要常按

接上式，意引气达两掌根部，轻按前额两侧，由前向后顺头盖骨下沿进行螺旋揉按至后脑正中，然后再回至前额，如此循环反复 9 次。

4. 耳要常弹

接上式，两手四指（拇指除外）指肚从耳后向前轻弹 9 次；用手指捏揉耳轮 9 次；再以两手掌根或两手中指按住两耳眼，稍停即放开（鸣天鼓），一按一放为 1 次，循环反复 9 次。

5. 眼要常揩，目要常旋

接上式，两手食、中、无名三指指肚轻按双眼，由里向外轻揩 9 次；左右旋转两眼眼珠 9 ~ 36 圈。

6. 鼻要常拧

接上式，用手拇、食二指轻轻捏住鼻孔，使气憋在鼻腔内，稍停，手突然松开，使鼻腔之气发声自然喷出；一捏一放为1次，循环反复9次后换左手再做9次。

7. 齿要常叩

接上式，两手自然放松，嘴微闭，上下牙齿相对，轻轻叩击9～36次。

8. 舌要常搅

接上式，舌尖轻抵齿龈外侧，舌头在口腔内自左向右转动9～36次；然后自右向左反方向转动9～36次。

9. 口要常漱

接上式，两腮轻微用力一收一放，带动口腔内津液鼓漱9～36次，然后用意将口中津液分3次送入丹田内。

10. 颈要常搓

两手食指和中指按住颈后风池穴，先由内向外揉按36次，再由外向内揉按36次；然后右掌依次沿右风池（图二十八）、玉枕、左风池（图二十八）、大椎的路线转搓

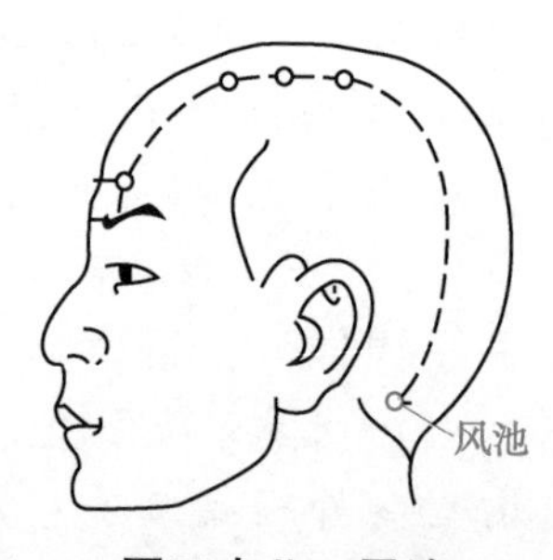

图二十八　风池

后颈 9 次,然后换左掌沿相反方向搓后颈 9 次;操作时,颈部应松缓地随之旋转,意想中丹田,练毕,意想足心涌泉穴。

11. 喉要常顺

接上式,两手掌心交替由上向下顺摩喉咙,一左一右为 1 次,循环反复 9 次;如有津液随之吞下。

12. 胸要常抚

接上式,两手掌掌心朝内抚胸,从上到下顺摩前胸 9 次,意气随之降至丹田。

13. 腹要常摩

接上式,两手手掌心相叠抚按腹部,男士左手在上右手在下,女士反之。顺时针转摩腹部 9 圈;然后逆时针转摩腹部 9 圈。

14. 腰要常揉

接上式,两手掌心朝里、拇指朝前,余四指朝后抚按后腰两肾处,然后由内向上向外向下揉按腰部 9 次后,再由内向下向外向上揉按腰部 9 次。

15. 背要常捶

接上式,两手松握,拳心含空,以腰脊为轴左右转动,并带动两臂向身后甩,屈肘用拳背捶打对侧的后背,一左一右为 1 次,循环反复做 9 次。

16. 臂要常甩

接上式，两臂轻松和缓向上提起至头前上方，意引丹田内气循督脉、顺两臂升至手掌指尖，稍停后，松气松身，两手自然下甩，意气随之循任脉回到丹田；一上一下为1次，循环反复做9次。

17. 手要常握

接上式，左右手交替松放收握，两手交替完成松握动作为1次，循环反复共9次。

18. 腿要常踢

接上式，重心左移，提右腿，自膝以下放松，稍停后松胯，带动腿、膝、脚向前轻松踢出后落地站稳，然后重心右移，提左腿，动作同右踢，一右一左为1次，循环反复共做9次。

19. 脚要常踮

接上式，身体正直上提，脚跟离地，脚前掌与脚趾支撑地面，两手自然随动；稍停后松气松身，全身向下自由落体，脚跟轻松落地震脚，气达涌泉穴；一提一落为1次，循环反复共做9次。

20. 阴要常缩

接上式，自然呼吸，吸气时，用意提肛缩肾，会阴内吸，腹部内收，稍停后呼气，腹部、会阴自然放松，两阴自然下松；一松一提为1次，循环反复做9次。

21. 经要常疏

接上式，意引内气真元聚达双手掌，将右手提至左胸前，手心向内用掌循手太阴肺经循行路线，从左胸前经左臂内侧，自上而下地转摩到拇指里侧，继续转摩到食指端外侧，循手阳明大肠经循行路线，从下向上转摩左臂外侧到肩前；再按手少阴心经循行路线，经左臂内侧自上而下转摩到小指尖里侧，然后继续转摩到小指尖外侧，循手太阳小肠经循行路线，自下而上转摩左臂外侧后转到肩前；再按手厥阴心包经循行路线，经左臂内侧中部转摩到中指尖里侧，然后继续转摩到无名指尖外侧，循手少阳三焦经循行路线，经左臂外侧中部转摩回到胸前。循环反复上述过程 1 ~ 3 次，然后换左手掌转摩右臂 1 ~ 3 次，过程完全相同，唯左右手相反（详见手六经图）。

接着，双手掌心朝内，沿足阳明胃经循行路线，由上向下转摩胸前、腹前、腿前、脚背直到大趾端，再沿足太阴脾经循行路线，由下而上转摩双腿内侧前部到胸前；接着双手转摩到后背，沿足太阳膀胱经循行路线，由上而下转摩后背、腰部、臀部、腿部后侧直到小趾端，再沿足少阴肾经循行路线，由下而上转摩双腿内侧后部到胸前；接着双手转摩到两侧，沿足少阳胆经循行路线，由上而下转摩身体两侧、两腿外侧直到大趾，再沿足厥阴肝经循行路线，由下而上转摩双腿内侧中部再到胸前；如此循环反复 1 ~ 3 次（详见足六经图）。

也可按十二经脉循行次序图即大周天循行路线转摩疏通 1 ～ 3 次。

22. 穴要常拍

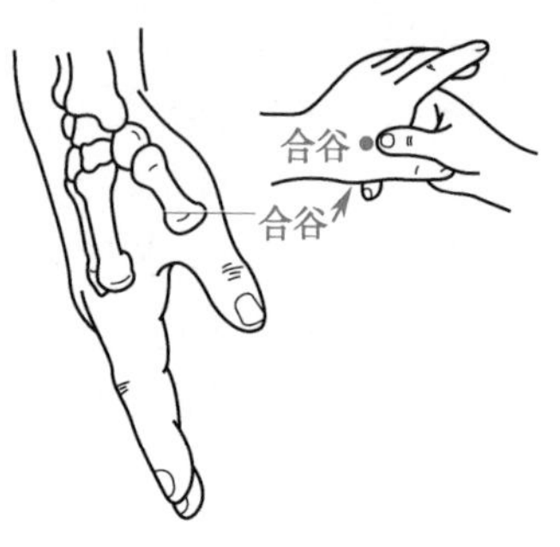

图二十九　合谷

（1）拍摩合谷（手阳明大肠经穴）（图二十九）：两手虎口张开，手心朝下，抬至胸前，由外向里互相拍摩合谷穴 9 次。

取穴：第一、第二掌骨间，第二掌骨桡侧中点凹陷处。

防治：头痛、目赤肿痛、鼻衄、齿痛、耳聋、面肿、咽喉肿痛、指挛、臂痛、牙关紧闭、口眼歪斜、热病、无汗、多汗、闭经、滞产、腹痛、便秘、痢疾、感冒、阑尾炎、高血压。

（2）拍摩内关（手厥阴心包经穴，八脉交会穴）（图三十）：右手握拳，拳心含空，拳心向下拍摩左小臂内关穴 9 次，然后换左拳空握，拍摩右小臂内关穴 9 次。

取穴：腕横纹上 2 寸。

防治：心悸、心痛、心动过速或过缓、心律不齐等心脏疾病，休克无脉、高血压、胃痛、呕吐、急性胆管炎，呃逆、痫证、癔症、胸胁痛、哮喘，血管神经性头痛、血栓闭塞性脉管

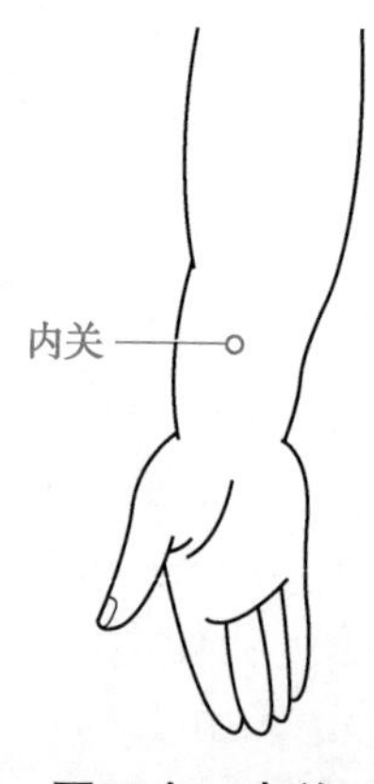

图三十　内关

炎、多发性神经炎、热病、疟疾。

（3）拍摩外关（手少阳三焦经穴，八脉交会穴）（图三十一）：右手握拳，拳心含空，拳心向下拍摩左小臂外关穴9次，然后换左拳空握，拍摩右小臂外关穴9次。

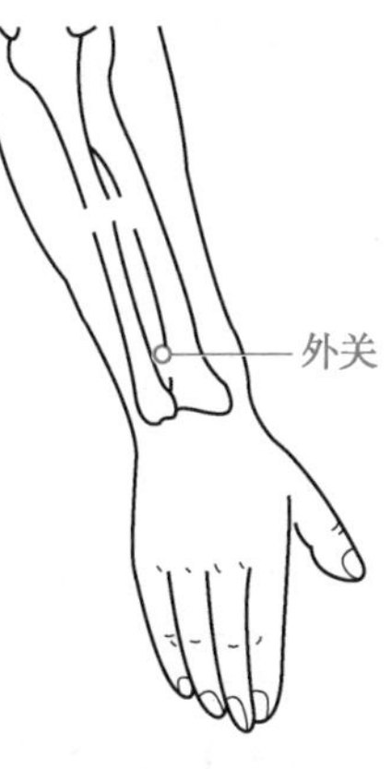

图三十一　外关

取穴：腕背横纹上2寸，桡尺两骨间。

防治：头痛、目赤、上肢瘫痪、胸胁痛、落枕、外感头痛、耳鸣、耳聋、肘臂不能屈伸、手颤、胁痛、肩背痛、指痛。

（4）拍摩支正（手太阳小肠经穴）（图三十二）：右手握拳，拳心含空，拳心向下拍摩左小臂支正穴9次，然后换左拳空握，拍摩右小臂支正穴9次。

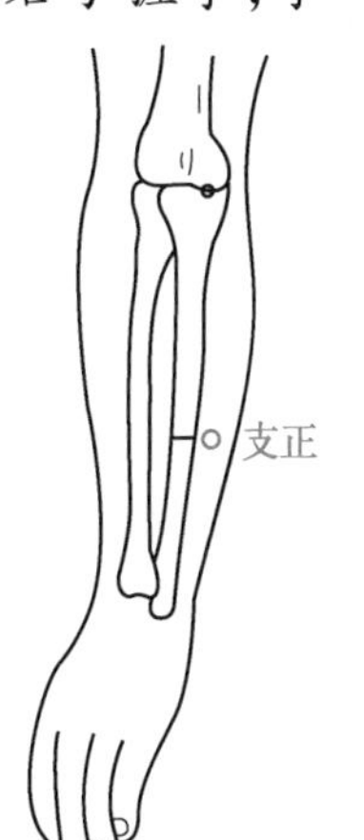

图三十二　支正

取穴：腕背横纹上5寸。

防治：头痛、项强、目眩、热病、指痛肘挛、癫狂等。

（5）拍摩尺泽（手太阴肺经穴）（图三十三）：右手握拳，拳心含空，拳心向下拍摩左臂尺泽穴9次，然后换左拳空握，拍摩右臂尺泽穴9次。

取穴：仰掌，肘微屈，肘窝横纹中央，肱二头肌腱偏桡侧缘。

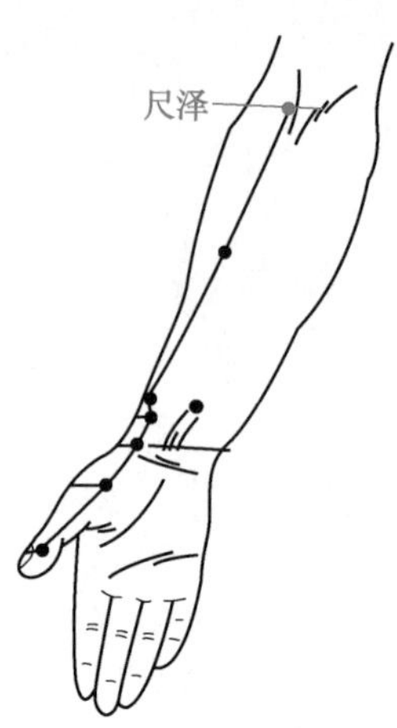

图三十三　尺泽

防治：咳嗽、气喘、咳血、胸胁胀痛、吐泄、中风、小儿惊风、肘臂挛痛、心胸痛、咽喉肿痛、肘关节及周围疾患。

（6）揉按极泉（手少阴心经经穴）（图三十四）：右掌分开握住左肩，四指在外拇指在内顶住腋窝中心，捏按极泉穴 9 次；然后换左掌分开握住右肩，四指在外拇指在内顶住腋窝中心，捏按极泉穴 9 次。

取穴：腋窝中心顶点，腋动脉搏动处。

防治：心痛、胸闷、心悸、气短、胁痛、肘臂疼痛、四肢不举等。

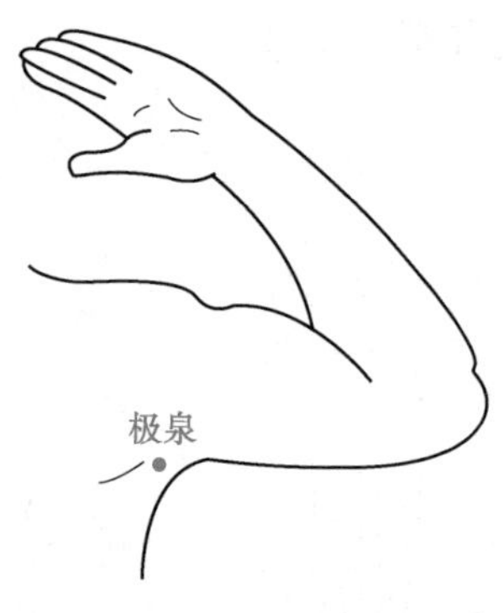

图三十四　极泉

（7）拍摩肩井（足少阳胆经穴）（图二十二）：两手自然下垂，五指并拢，掌心含空，先用右手提到左肩上方，松沉下落拍击左肩井，然后用左手依样拍击右肩井，一左一右为 1 次，循环反复共行 9 次。

取穴：在肩上，约当大椎与肩峰间之中点。

防治：头项强、肩背痛、手臂不举、高血压、乳腺炎、乳汁减少。

（8）拍摩曲泉（足厥阴肝经穴）（图三十五）：

左、右掌心微含空，同时拍摩两膝内侧曲泉穴9次。

取穴：膝关节内侧，屈膝腘窝横纹头内侧端上方，胫骨内侧髁后方，半膜肌与半腱肌止端的前上方陷中。

防治：疝气、阳痿、遗精、小便涩痛、小腹痛、茎中痛、阴股痛、膝关节痛、下肢痿痹、月经不调、痛经、白带。

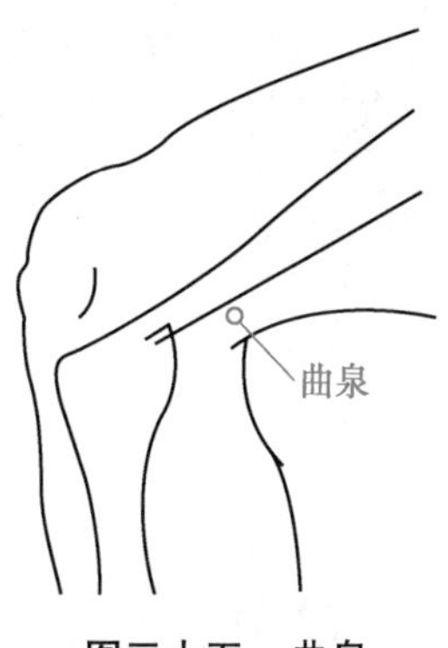

图三十五　曲泉

(9) 拍摩委中(足太阳膀胱经穴)(图三十六)：左、右拳空握，同时拍摩两小腿后委中穴9次。

取穴：腘窝横纹中点，股二头肌腱与半腱肌肌腱中间处。

防治：中风昏迷、腰腿肿痛、膝不得屈伸，风湿麻痹、下肢瘫痪、腹痛、吐泻、癫疾、疔疮。

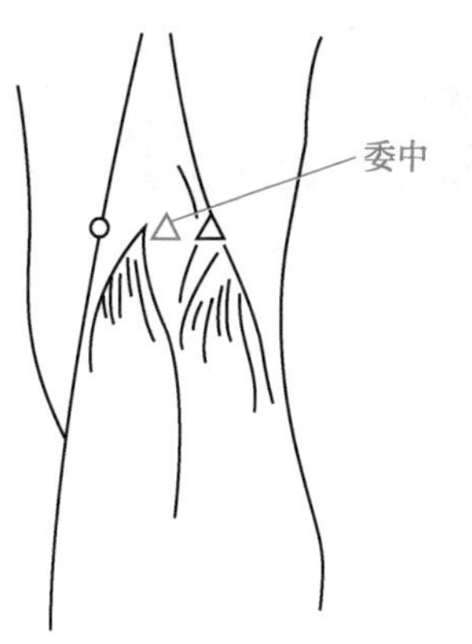

图三十六　委中

(10) 拍摩足三里(足阳明胃经穴)(图三十七)：左、右拳空握，同时拍摩两小腿足三里9次。

取穴：在外膝眼直下3寸。距胫骨前缘外侧一横指；

防治：胃痛、腹痛、腹泄、肠鸣、便秘、咳喘痰多、

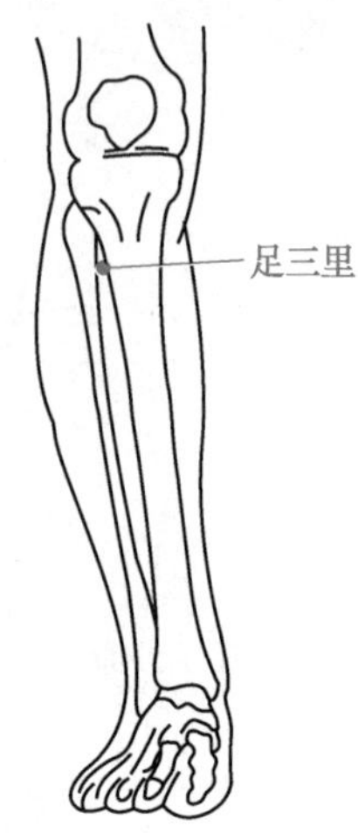

图三十七　足三里

心悸气短、高血压、贫血、下肢瘫痪、膝关节病、癫痫、神经衰弱等（为全身性强壮要穴）。

（11）拍摩三阴交（足太阴脾经穴）（图十七）：左、右掌心微含空，同时拍摩两踝内侧上方三阴交穴9次。

取穴：内踝尖上3寸，胫骨内侧缘后方。

防治：脾胃虚弱、腹胀肠鸣、下腹痛、腹泄、有经不调、赤白带下、遗精、阳痿、湿疹、神经性皮炎、荨麻疹、高血压、失眠、腰痛肾虚。

（12）拍摩水泉（足少阴肾经穴）（图三十八）：左、右拳空握，同时拍摩两内踝后下方水泉穴9次。

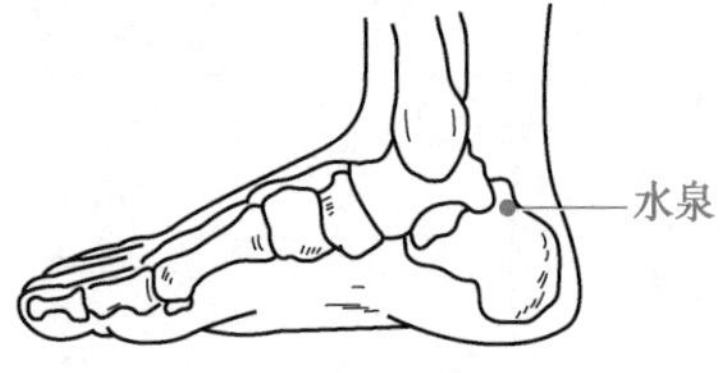

图三十八　水泉

取穴：内踝后下方，当太溪直下1寸，跟骨结节的内侧凹陷处。

防治：足痛，月经不调、痛经等妇科病，淋病，下肢肌萎缩。

（13）拍摩神阙穴（即肚脐处，任脉穴）：两手自然下垂，先用右掌心轻轻拍击肚脐处，后用左掌心轻轻拍击肚脐处，一左一右为1次，如此反复交替做9次。

取穴：腹部中央肚脐部位。

防治：脑充血、水肿臌胀、中风、绕脐腹痛、腹寒、肠鸣、泄痢、脱肛、中风脱症、尸厥、风痫等疾病。

（14）拍摩命门穴（督脉穴）：两手自然下垂，空心握拳，先用右拳背和右小臂外侧轻轻拍击后腰与命门，后用左拳背和左小臂外侧轻轻拍击后腰与命门，一左一右为1次，如此反复交替做9次。

取穴：后腰正中与肚脐相对处。

防治：头痛，项强，脱肛，尿床，尿频，泄泻，腹痛，脊髓炎，月经不调、带下、遗精、阳痿等生殖器病。

此外，如曲池（图三十九）、手三里（图四十）、环跳（图十五）、风市（图四十一）、血海（图四十二）、阳陵泉（图四十三）、承山（图四十四）、解溪（图四十五）等穴，也可依据个人情况和需要选用。

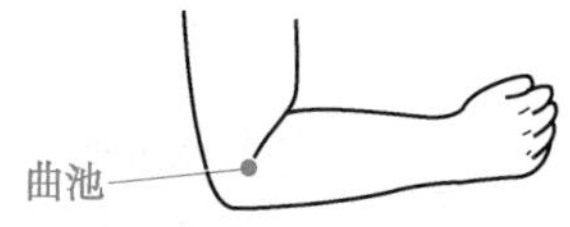

图三十九　曲池

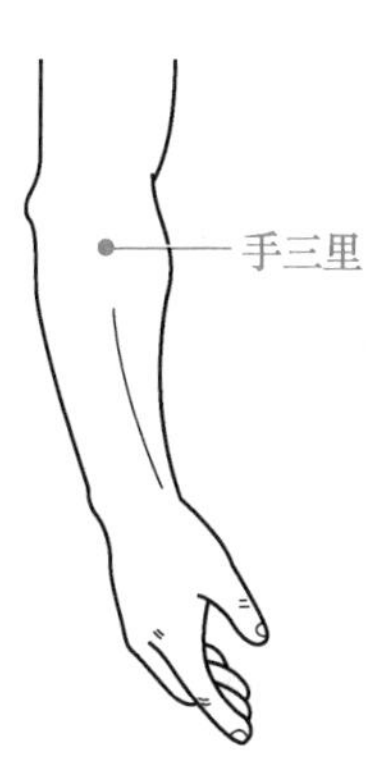

图四十　手三里

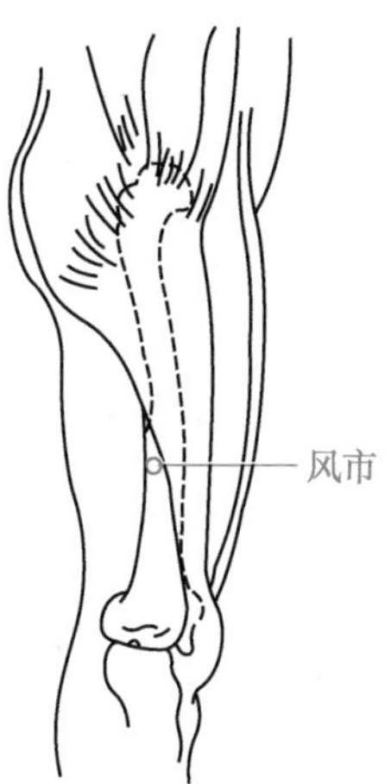

图四十一　风市

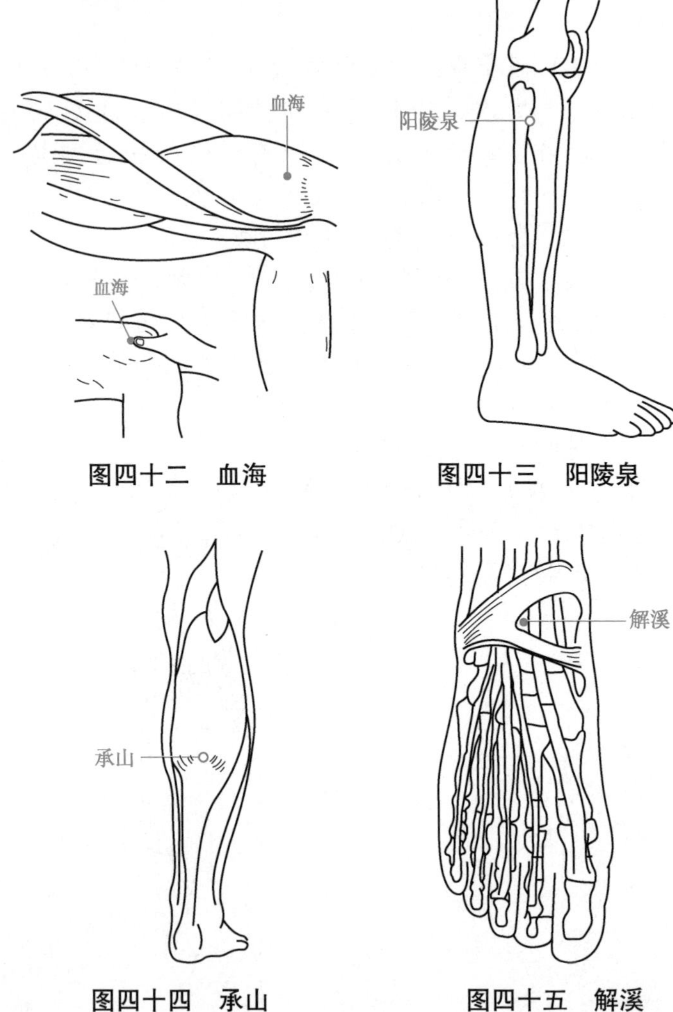

图四十二　血海

图四十三　阳陵泉

图四十四　承山

图四十五　解溪

23. 体要常颤

接上式，两腿上下颤动，并带动全身也随之上下颤动，一上一下为1次，循环反复颤9次；然后两腿左右开合颤动，带动全身也随之左右颤动，循环反复颤9次。

然后，两手握拳向前平举，以腰为轴，带动两腿两手及全身前后左右抖动，一前一后为1次，循环反复颤动9次。

24. 身要常晃

接上式，以丹田为中心，以腰为轴，做与身体左右平行方向的上下圆转晃动，重心先后松至双脚，晃动9圈后，再相反方向晃转9圈。

随后，带动全身做水平方向的圆圈晃动，左右晃转各9圈。

再后，带动全身做前后方向的竖转圆圈晃动，向前后左右各晃转9圈。

做完三个不同方向的圆圈晃动后，复归太极起式。注意在晃动时，细心体会重心并非平衡地落于双脚掌，而是沿着脚掌的左右、内外、前后有所侧重，希望大家细心体会。

（二）要点

立身中正，呼吸随意；
松气松身，自然而然；
上下协调，神情泰然；
动作舒缓，不紧不慢；
幅度大小，无过不及；
力度适中，节奏自然。

（三）作用

辅助功法，有利周身；
五官百骸，无不受益；
按摩拍打，消滞祛积；
窍通经顺，功能正常；
四肢灵活，全身轻松；
劲力充沛，精神焕发。

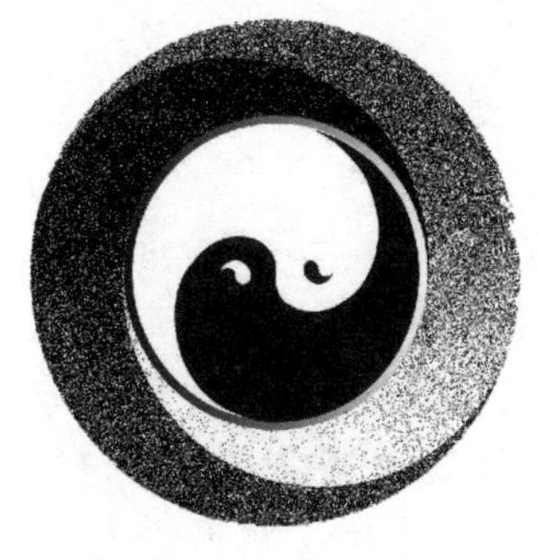

转气大收功

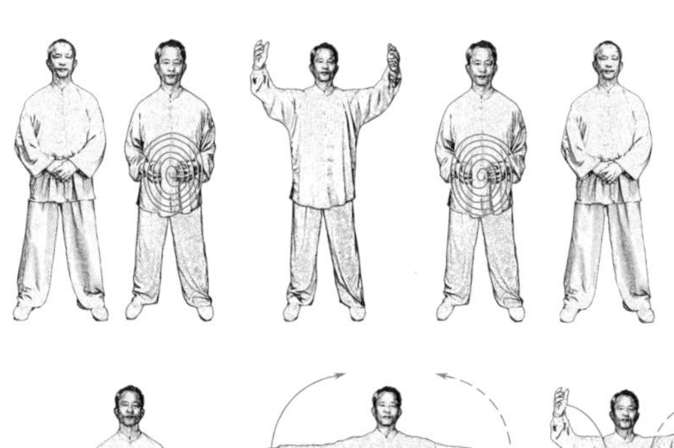

视频十九

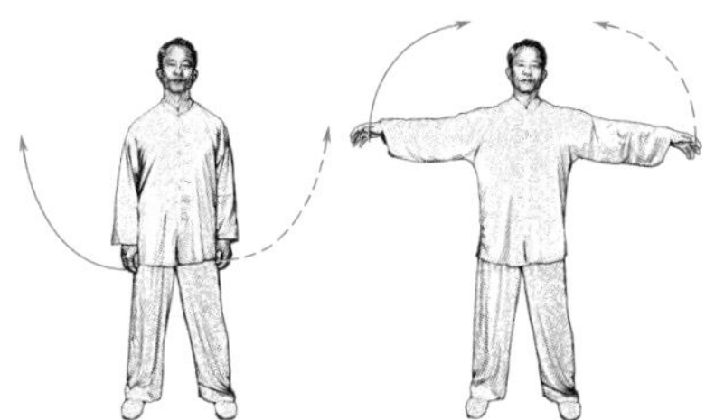

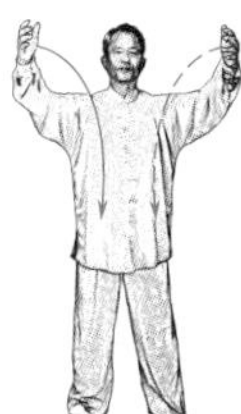

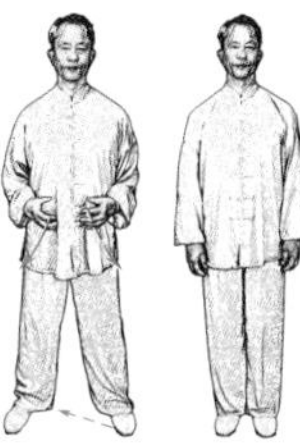

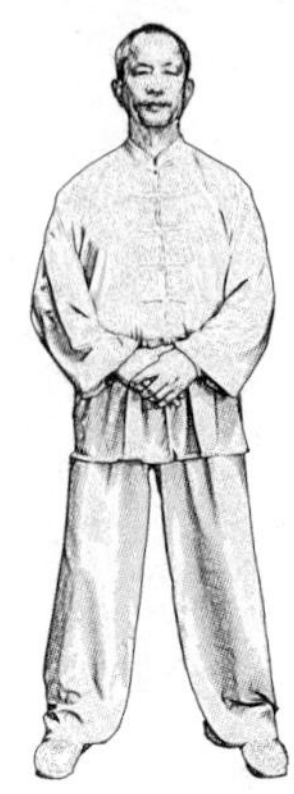
图 77

（一）动作

1. 双手抱腹（图 77）

接太极起式，两手上提，掌心向里相叠于腹前，男士右手心贴于肚脐，左手心叠于右手背（阴抱阳）；女士左手心贴于肚脐，右手心叠于左手背（阳抱阴）；意注中丹田，三性归一静守中丹田片刻，同时意想两手劳宫之气，与丹田混元气相连通。

2. 逆转散气（图 78、图 79）

接上式，男士以肚脐为中心，沿左上右下的逆时针路线（女士相反），眼神心意内外合一地围绕中丹田由内而外，由小到大地缓缓旋转 36 圈，向周身及身外螺旋散气，其大无外。

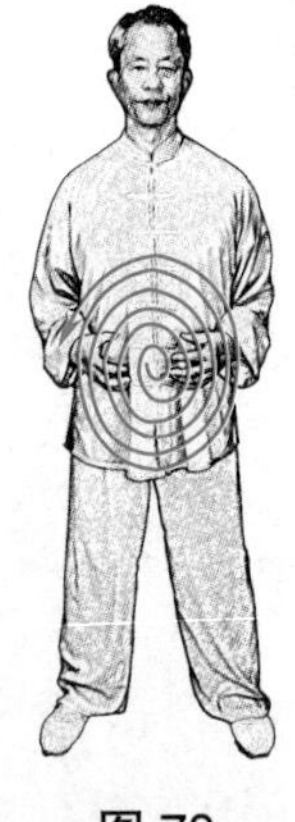
图 78

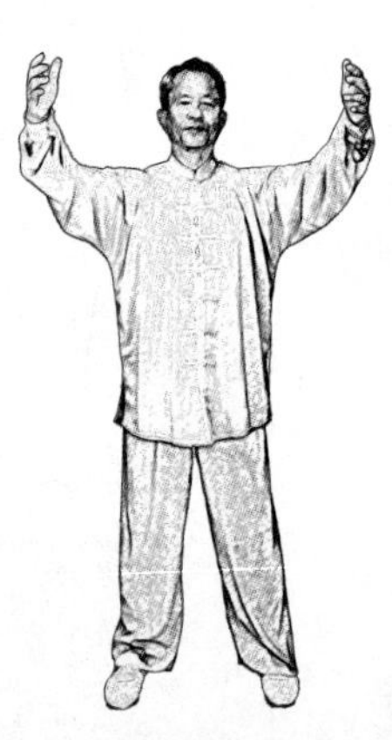
图 79

3. 顺转收气(图80、图81)

接上式,男士沿右上左下的顺时针路线(女士相反),眼神心意引气由外而内,由大到小地缓缓旋转24圈,将身外及周身之气逐渐向中丹田螺旋聚集收气归窍,其小无内。

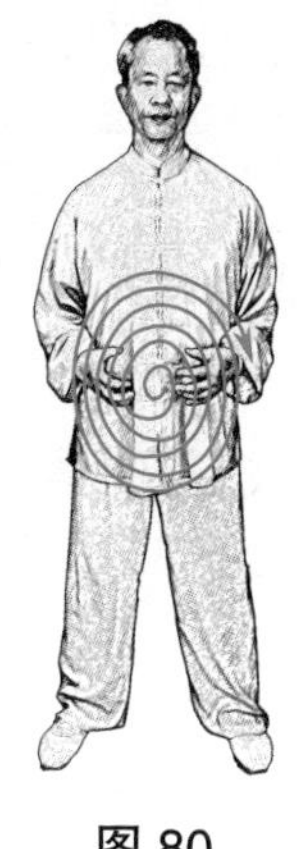

图80

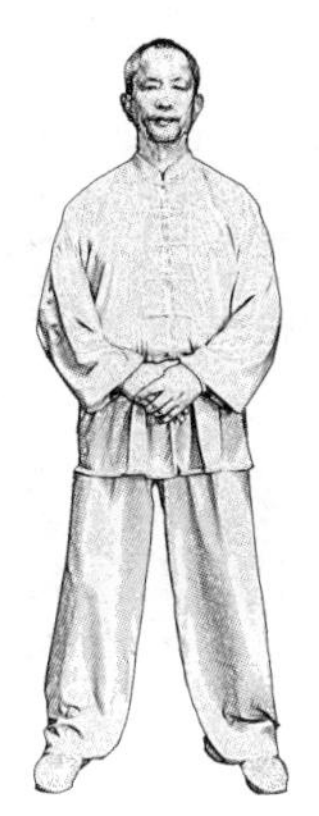

图81

4. 混元归一(图82～图86)

接上式,两手从腹前自然下落于体侧(图82),接着双臂在身体两侧分开上提,手心朝下,与肩同高时转为手心朝上(图83),继续上举至头顶上方,两掌手心相对,指尖朝上(图84),此过程为“地气上升”。

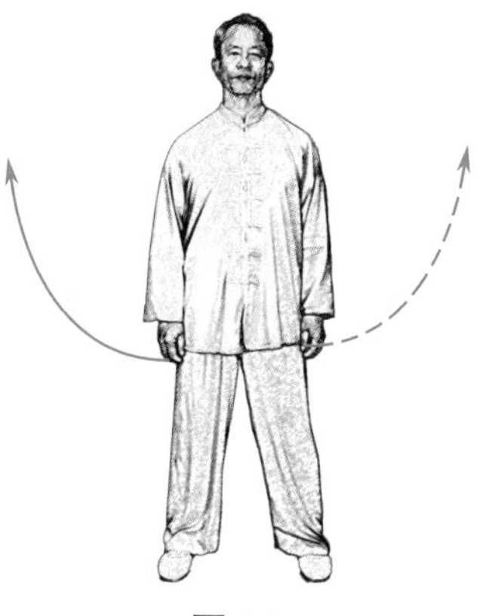

图82

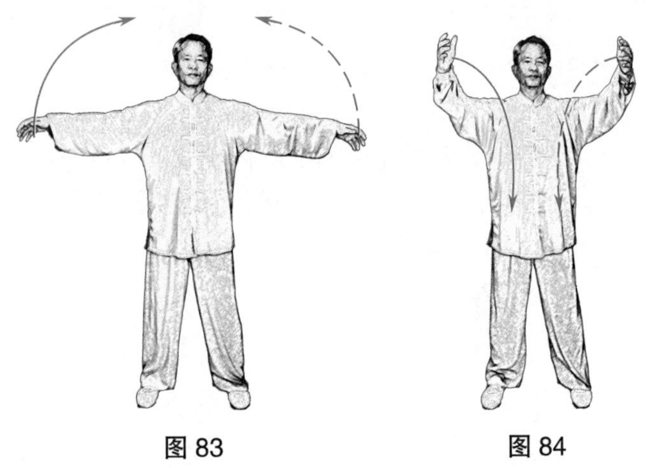

图 83　　图 84

上式不停，两手手心朝下经腹前下降至中丹田，两手指尖相对抱于腹前，手心朝内对着肚脐，此过程为“天气下降”（图 85）。

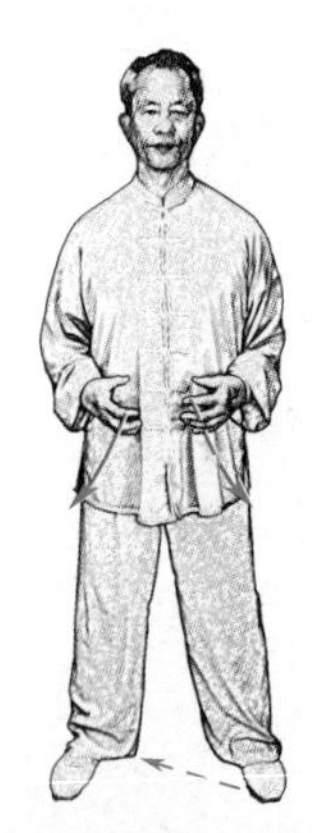

图 85

意想丹田混元气经骨缝向身体周身散发，然后再从周身经骨缝收敛回至中丹田，此过程为“敛气入骨”。

意引丹田混元真气，降至气海穴，充满丹田和整个下腹部，心神意念全部放松，肚脐、丹窍自然随之放松；随后，静想丹窍，静看丹窍，静听丹窍，三性归一静守丹窍，四门紧闭静心养气，渐入虚无虚灵的混元之境，此过程为“气归大海”。

片刻后，两手自然放松，手指朝下、手心朝内垂落于大腿两侧；同时，身体重心移至右腿，左脚随之收回落于右腿内侧，重心复归身体正中，此过程为“复归无极”（图 86）。

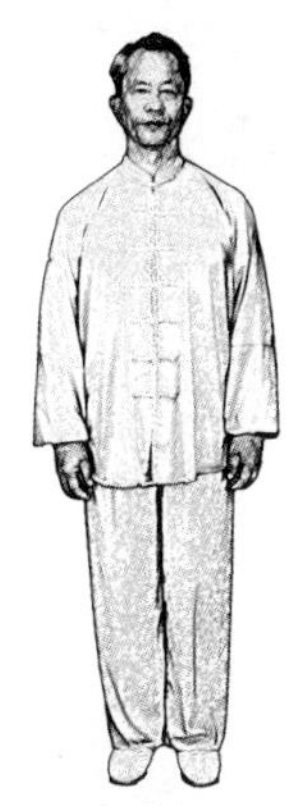

图 86

（二）要点

心静用意，内外合一，
意气合一，同步协调；
内想丹田，内视丹田，
内听丹田，转气还原。
双手内气，圈圈牵连，
圆心何在，不离丹田；
逆转散气，向外扩散，
其大无外，直上九重；
顺转收气，向内收聚，
其小无内，丹田储藏。
丹窍内吸，敛气入骨，
养气练神，至虚至灵。

（三）作用

先天混元，气集丹田，
先行散开，祛瘀除积。
五脏精华，散发全身，
混元归丹，固本培元。
顺则成人，逆则成仙，
顺逆相颠，性命周全；
先天真元，精气与神，
混融合一，结而成丹，
神功护体，返本归元。

后　　记

愚夫妇不揣简陋，述此功法，实乃我中华数千年传统太极摄养功法之沧海一粟也，虽力求去玄致简，突出修炼核心内容，使之易学易练，科学实用，但必定难免以偏概全。不足之处，万望名师方家，不吝赐教，吾辈之幸也！

《太极混元摄卫养生功》一书，历经数年磨砺，前后几易其稿，终于付梓出版，足慰先师在天之灵，且聊以自慰！

本书编写过程中，陈恭锦、陈恭健、齐立洁、刘欣、徐彩虹、孙钟谊、张爱凤等人参与文字编辑、制图录像、中医常识咨询、摄制场地布置诸方面工作，此书实为我等众人集体之作也！特此致谢！

老骥伏枥志千里，太极至道共浮沉；

有缘同修太和路，混元一气造化成。

愿与同道共勉之！

太极伉俪　陈武星　申云琴

2016 年岁末

经络穴位索引

55检